Demenzen

Fortschritte der Neuropsychologie
Band 15

Demenzen

von Prof. Dr. Thomas Jahn und Prof. Dr. Katja Werheid

Demenzen

von
Thomas Jahn
und Katja Werheid

HOGREFE
GÖTTINGEN · BERN · WIEN · PARIS · OXFORD · PRAG
TORONTO · BOSTON · AMSTERDAM · KOPENHAGEN
STOCKHOLM · FLORENZ · HELSINKI

Prof. Dr. Thomas Jahn, geb. 1959. 1980–1987 Studium der Psychologie und der Wissenschaftstheorie in Mannheim. 1990 Promotion, 1997 Habilitation. 1988 wissenschaftlicher Mitarbeiter an der Katholischen Universität Eichstätt-Ingolstadt. 1989–1991 Stationspsychologe und Forschungsassistent am Zentralinstitut für Seelische Gesundheit Mannheim. 1991–1997 Hochschulassistent an der Universität Konstanz. Seit 1998 Leiter der Arbeitsgruppe Klinische und Experimentelle Neuropsychologie am Klinikum rechts der Isar der TU München. Forschungsschwerpunkte: Neuropsychologie der Schizophrenien und Demenzen, Psychomotorik und Bewegungsstörungen, pschometrische Methodenentwicklung.

Prof. Dr. Katja Werheid, geb. 1969. 1989–1997 Studium der Psychologie in Münster, Göteborg und Hamburg. 2001 Promotion, 2011 Habilitation. 1998–2001 Tätigkeit als Neuropsychologin in der Tagesklinik für Kognitive Neurologie der Universitätsklinik Leipzig. 2002–2008 wissenschaftliche Mitarbeit bei verschiedenen Forschungsprojeken in Berlin, Stockholm und Boston. Seit 2008 Juniorprofessur für Klinische Gerontopsychologie an der Humboldt-Universität Berlin. Forschungsschwerpunkte: Demenzbehandlung, Depression bei Hirnschädigung, Zusammenhang von Emotion und Gedächtnis.

Bibliografische Information der Deutschen Nationalbibliothek
Die Deutsche Nationalbibliothek verzeichnet diese Publikation in der Deutschen Nationalbibliografie; detaillierte bibliografische Daten sind im Internet über http://dnb.dnb.de abrufbar.

Göttingen · Bern · Wien · Paris · Oxford · Prag · Toronto · Boston
Amsterdam · Kopenhagen · Stockholm · Florenz · Helsinki
Merkelstraße 3, 37085 Göttingen

http://www.hogrefe.de
Aktuelle Informationen · Weitere Titel zum Thema · Ergänzende Materialien

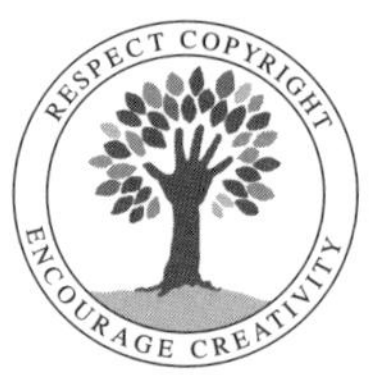

Umschlagbild: © Bildagentur Mauritius GmbH
Satz: ARThür Grafik-Design & Kunst, Weimar
Druck: AZ Druck und Datentechnik, Kempten
Printed in Germany
Auf säurefreiem Papier gedruckt

ISBN 978-3-8017-1692-9

Inhaltsverzeichnis

Alles, was man gemeinhin Vergangenheit nennt,
ist im Grunde nur eine leiser und dunkler gewordene Art
von Gegenwart.

Gertrud von Le Fort

Vorwort und Danksagung

Als Alois Alzheimer zu Beginn des 20. Jahrhunderts einen vermeintlich seltenen Fall präseniler Demenz mit ausgeprägten Werkzeugstörungen und charakteristischer Hirnpathologie beschrieb (Auguste D.; Alzheimer, 1906), ahnte er vermutlich nicht, dass der später von Emil Kraepelin nach ihm benannte Morbus Alzheimer hundert Jahre später als bedrohlichste Alterskrankheit gelten würde. Damals wusste man noch nicht, wie häufig neurodegenerative und vaskuläre Veränderungen des Gehirns insbesondere im höheren Lebensalter sind, und niemand konnte sich zu jener Zeit wohl vorstellen, wie sehr die allgemeine Lebenserwartung im Laufe des gerade angebrochenen Jahrhunderts noch steigen würde.

Tatsächlich hielt man die Alzheimer-Krankheit jahrzehntelang für eine neurologische Spezialität, eine seltene präsenile Hirnanomalie mit tödlichem Verlauf, ohne Verbindung zu den natürlich auch schon damals bekannten geistigen Einbußen vieler älterer Menschen, die man für normal und unvermeidlich hielt. Erst Mitte der 1970er Jahre erkannte man in der von Alzheimer beschriebenen Hirnpathologie eine Erkrankung, die mit steigendem Lebensalter immer häufiger auftritt. Damit begann die intensivere Erforschung nicht nur der „Demenz vom Alzheimer-Typ", sondern auch anderer Formen der Demenz und der ihnen zugrunde liegenden Ursachen. Heute ist die Demenzforschung eines der aktivsten Felder der klinischen Neurowissenschaften, und immer mehr Neurologen, Psychiater und Neuropsychologen[1] sind mit der Diagnostik und Behandlung der verschiedenen, zur Demenz führenden Erkrankungen beschäftigt.

Gegenwärtig gibt es in Deutschland etwa 1.4 Mio. Demenzkranke, weltweit etwa 35.6 Mio. Die direkten und indirekten jährlichen Krankheitskosten werden hierzulande auf 42.6 Mrd. Euro und weit über 600 Mrd. US-Dollar weltweit geschätzt (Bickel, 2012). Damit gehören die Demenzen schon heute zu den häufigsten und kostenintensivsten Erkrankungen im höheren Lebensalter. Aufgrund der demografischen Veränderung unserer Gesellschaft mit einem immer höheren Anteil älterer Menschen bei gleichzeitig sinkenden Geburtenraten (Statistisches Bundesamt, 2009) wird sich diese Problemlage noch verschärfen. Seriöse Schätzungen gehen von einer Verdoppelung der Krankenzahlen bis zum Jahr 2050 aus – eine schwere Bürde für immer mehr Menschen und eine der größten gesundheitsökonomischen Herausforderungen für unsere Gesellschaft.

1 Zur besseren Lesbarkeit werden stets männliche Berufsbezeichnungen und Pronomina verwendet. Gemeint sind immer Personen beiderlei Geschlechts.

Betroffen sind nicht nur die Patienten selbst. Auch Ehepartner, Verwandte, Freunde und Kollegen tragen an den Folgen der Erkrankung. Dies gilt insbesondere für die nächsten Angehörigen, die nicht nur die häusliche Betreuung und Pflege leisten, sondern auch Abschied von ihnen nahe stehenden Menschen nehmen müssen. Erschöpfungszustände, Depressionen und psychosomatische Störungen sind häufige Folgen dieser besonderen Belastung.

Die Erforschung, Diagnostik und Behandlung der Demenzen hat in den letzten Jahren einen solchen Aufschwung genommen, dass von einem schmalen Reihenband wie diesem keine erschöpfende Darstellung auch nur der neuropsychologischen Aspekte erwartet werden kann. Wir beschränken uns daher auf die beiden wichtigsten Demenzformen, die Alzheimer-Demenz und die vaskulären Demenzen, sowie auf die in den letzten Jahren verstärkt beachteten Demenzen infolge frontotemporaler Lobärdegenerationen, für die an manchen Orten bereits Spezialambulanzen eingerichtet wurden. Die Demenz mit Lewy-Körperchen (Collerton, Burn, McKeith & O'Brien, 2003; Förstl & Calabrese, 2004) kann hier ebenso wie die Vielzahl sonstiger, seltener Demenzformen (Lang, 2012; Schulz, 2002) nur gestreift werden. Aus der Gruppe der substanzinduzierten Demenzen wäre zumindest die alkoholinduzierte Demenz einschließlich des Korsakow-Syndroms zu behandeln gewesen. Zur Neuropsychologie der Alkoholabhängigkeit ist in dieser Buchreihe jedoch ein separater Band bereits erschienen (Scheurich & Brokate, 2009).

Unser Dank gilt allen Kolleginnen und Kollegen, mit denen wir über die Jahre am intensivsten die verschiedenen Aspekte der Demenzen in Forschung und Praxis diskutieren durften, insbesondere Stefanie Baron, Horst Bickel, Linda Clare, Janine Diehl-Schmid, Michael Ehrensperger, Hans Förstl, Andreas Kruse, Klaus-Peter Kühl, Alexander Kurz, Esme Moniz-Cook, Andreas Monsch, Friedel Reischies, Barbara Romero, Maria Schefter, Angelika Thöne-Otto sowie Bengt Winblad. Nicht zuletzt gilt unserer Dank allen beteiligten Mitarbeiterinnen und Mitarbeitern des Hogrefe Verlages, allen voran der zuständigen Lektorin, Frau Kathrin Rothauge.

Berlin und München, im Juni 2014

1 Demenzsyndrome: Beschreibung und Epidemiologie

1.1 Definition und Einteilung der Demenzen

Die derzeit gültigen diagnostischen Klassifikationssysteme ICD-10 (Dilling, Mombour & Schmidt, 2005) und DSM-IV-TR (Saß, Wittchen, Zaudig & Houben, 2003) definieren *Demenz* (von lat. *dementia* = ohne Verstand) zunächst allgemein als psychopathologisches Syndrom aus einer erworbenen Störung von Gedächtnisfunktionen und mindestens einer weiteren kognitiven Einbuße hinsichtlich Denken, Orientierung, Auffassung, Rechnen, Lernfähigkeit, Sprache und Urteilsvermögen. Hinzu treten Veränderungen der emotionalen Kontrolle, des Sozialverhaltens und der Motivation. Die kognitiven Beeinträchtigungen dürfen nicht nur im Rahmen eines Delirs auftreten, müssen eine Verschlechterung gegenüber einem vormals höheren Leistungsniveau darstellen und so stark ausgeprägt sein, dass sie sich in einer reduzierten Alltagskompetenz niederschlagen.

Begriffsdefinition Demenz

1.1.1 Allgemeines Demenzsyndrom

Vergleicht man die diagnostischen Kriterien des allgemeinen Demenzsyndroms in beiden Klassifikationssystemen genauer, so zeigen sich neben Gemeinsamkeiten auch Unterschiede (vgl. Tab. 1). So definiert das ICD-10 zunächst ein einheitliches Demenzsyndrom anhand psychopathologischer Merkmale, Verhaltensauffälligkeiten und Verlaufscharakteristika und bestimmt dann erst weitere Kriterien für die ätiologische Zuordnung. Das DSM-IV-TR konzipiert die Diagnose in einem Schritt, wobei für die Dauer der Symptome kein Zeitkriterium festgelegt ist. Dafür werden spezifische neuropsychologische Defizite (Aphasie, Apraxie, Agnosie, Störung der Exekutivfunktionen) nicht nur in psychopathologischer Terminologie umschrieben (wie im ICD-10), sondern als zusätzliche Merkmale definiert, wobei nur eines davon für die Diagnose erforderlich ist. Die Notwendigkeit der Objektivierung durch eine neuropsychologische Untersuchung wird allerdings weniger deutlich hervorgehoben als im ICD-10. Dies wird sich im DSM-5 (s. u.) ändern.

Unterschiede und Gemeinsamkeiten ICD-10/ DSM-IV-TR

Die ICD-10 spezifiziert im Unterschied zum DSM-IV-TR auch darüber hinausgehende Merkmale wie emotionale Labilität, Reizbarkeit, Apathie oder eine Vergröberung des Sozialverhaltens, um die Demenzdiagnose zu sichern.

Letztlich überwiegen aber die Gemeinsamkeiten beider Diagnosesysteme, indem die mnestische Störung als kognitives Leitsymptom des allgemeinen Demenzsyndroms hervorgehoben wird, das jedoch nur dann diagnostiziert werden kann, wenn zusätzlich auch noch andere kognitive Defizite vorliegen, die nicht schon immer bestanden, nicht durch Bewusstseinsstörungen (ICD-10) bzw. ein Delir (DSM-IV-TR) erklärbar sind und die insgesamt die Leistungsfähigkeit im Alltag beeinträchtigen (ICD-10: Waschen, Ankleiden, Nahrungsaufnahme, Hygiene; DSM-IV-TR: Bedeutsame Beeinträchtigungen in sozialen und beruflichen Funktionsbereichen).

Ein gemeinsamer Aspekt der Demenzdefinitionen beider Klassifikationssysteme ist die Hervorhebung von Gedächtnisdefiziten, die sich an der häufigsten und historisch am frühesten beschriebenen Demenzform, der Demenz bei Alzheimer-Krankheit (AD) orientiert. Dies wird anderen Demenzformen oft

Tabelle 1:
Allgemeine Demenzdefinitionen im ICD-10 und DSM-IV-TR

ICD-10 Demenzsyndrom	DSM-IV-TR Demenz-Kernsyndrom
G1.1 Abnahme des Gedächtnisses, am deutlichsten beim Lernen neuer Information und in besonders schweren Fällen bei der Erinnerung früher erlernter Informationen. Die Beeinträchtigung betrifft verbales und nonverbales Material. Die Abnahme sollte objektiv verifiziert werden.	A1. Entwicklung multipler kognitiver Defizite, die sich zeigen in: einer Gedächtnisbeeinträchtigung (beeinträchtigte Fähigkeit, neue Informationen zu erlernen oder früher Gelerntes abzurufen) sowie …
G1.2 Eine Abnahme anderer kognitiver Fähigkeiten, charakterisiert durch eine Verminderung der Urteilsfähigkeit und des Denkvermögens. Dies sollte, wenn möglich, durch eine Fremdanamnese und eine neuropsychologische Untersuchung oder quantifizierende Verfahren objektiviert werden. Die Verminderung der früher höheren Leistungsfähigkeit sollte nachgewiesen werden.	A2. … mindestens einer der folgenden kognitiven Störungen: Aphasie Apraxie Agnosie Störung der Exekutivfunktionen (Planen, Organisieren, Einhalten einer Reihenfolge, Abstrahieren).
Ein Grad des Gedächtnisverlustes, der mindestens die täglichen Aktivitäten beeinträchtigt und/oder die Abnahme kognitiver Fähigkeiten beeinträchtigt die Leistungsfähigkeit im täglichen Leben (Zusatzmerkmale für G1).	B. Jedes der kognitiven Defizite aus A1 und A2 verursacht in bedeutsamer Weise Beeinträchtigungen in sozialen oder beruflichen Funktionsbereichen und stellt eine deutliche Verschlechterung gegenüber einem früheren Leistungsniveau dar.
G2. Die Wahrnehmung der Umgebung muss ausreichend lange erhalten geblieben sein (d. h. Fehlen einer Bewusstseinstrübung). Bestehen gleichzeitig delirante Episoden, sollte die Diagnose Demenz aufgeschoben werden.	E. Die Defizite treten nicht ausschließlich im Verlauf eines Delirs auf.
G3. Die Verminderung der Affektkontrolle, des Antriebs oder des Sozialverhaltens manifestiert sich in mindestens einem der folgenden Merkmale: Emotionale Labilität Reizbarkeit Apathie Vergröberung des Sozialverhaltens.	
G4. Für eine sichere klinische Diagnose sollte G1 mindestens sechs Monate vorhanden sein.	
	F. Die Störung kann nicht durch eine andere Störung auf Achse I besser erklärt werden.

nicht gerecht. Bei vaskulären Demenzen (VD) beispielsweise sind Gedächtnisstörungen weniger schwerwiegend bzw. variabler; bei frontotemporalen Demenzen (FTD) treten sie erst in späteren Krankheitsstadien deutlicher hervor.

Eine weitere Gemeinsamkeit besteht darin, dass sich mit der allgemeinen Syndrombeschreibung *keine* Aussage über Ätiologie und Prognose verbindet. Zwar ist der Verlauf einer Demenz nach ICD-10 „gewöhnlich chronisch oder fortschreitend" und kommt „bei Zustandsbildern vor, die primär oder sekundär das Gehirn betreffen" (Dilling et al., 2005, S. 60). Dies schließt jedoch reversible Zustandsbilder und sekundär bedingte Demenzsyndrome nicht aus. Daher sollte, wann immer möglich, die Diagnose auch die *Ursache* des Demenzsyndroms benennen (z. B. Demenz bei Alzheimer-Krankheit, vaskuläre Demenz, demenzielles Syndrom bei Depression). Zwischen den Begriffen *Demenz* und *demenzielle* (d. h. zu einer Demenz führenden) *Erkrankung* ist also stets zu unterscheiden.

Demenzsyndrome können auch reversibel sein

1.1.2 Spezifische Demenzformen

Ist eine Demenzursache identifizierbar oder wenigstens wahrscheinlich, wird die Art der Demenz genauer definiert. Beispielsweise verlangt das DSM-IV-TR für die Diagnose einer Alzheimer-Demenz (AD) zusätzlich zum Kriterium A (Gedächtnisstörungen und mindestens eine zusätzliche Störung – Aphasie, Apraxie, Agnosie oder Beeinträchtigung der Exekutivfunktionen) und zum Kriterium B (deutliche Verschlechterung gegenüber einem früherem Leistungsniveau mit Beeinträchtigung der sozialen oder beruflichen Leistungsfähigkeit), dass der Verlauf der Erkrankung durch einen schleichenden Beginn und fortgesetzten kognitiven Abbau charakterisiert ist (Kriterium C) und weder durch andere Erkrankungen des ZNS, die progrediente kognitive Defizite verursachen, noch durch systemische oder substanzinduzierte Erkrankungen erklärbar sein darf (Kriterium D). Zusätzlich dürfen die kognitiven Defizite und Alltagsbeeinträchtigungen nicht ausschließlich im Verlauf eines Delirs auftreten (Kriterium E) oder durch eine andere Störung auf Achse I des DSM-IV-TR besser erklärbar sein (Kriterium F). Die Diagnose spezifischer Demenzformen gründet also neben dem positiven Nachweis kognitiver Defizite nicht zuletzt auf diversen Ausschlusskriterien.

Diagnostische Kriterien der Alzheimer-Demenz (AD)

Tabelle 2 gibt eine Übersicht über die verschiedenen Demenzerkrankungen, wie sie im ICD-10 bzw. DSM-IV-TR im Anschluss an die allgemeine Definition des Demenz-Syndroms aufgelistet werden. Die Reihenfolge trägt der relativen Häufigkeit der Ätiologien Rechnung. Im Text der Klassifikationssysteme wird näher beschrieben, welche Kriterien für die jeweilige Diagnose richtungsweisend sind.

Ein auffallender Unterschied zwischen den Klassifikationssystemen ist die Unterscheidung verschiedener Unterformen der vaskulären Demenz in der ICD-10, die im DSM-IV-TR fehlt. Dafür bietet das DSM-IV-TR die Möglichkeit zur Kodierung einer Demenz im Rahmen von Schädel-Hirn-Traumen (SHT) und berücksichtigt multiple Ätiologien, während sich das ICD-10 auf den häufigsten Fall beschränkt, die gemischte Form der AD und VD. Die Möglichkeit, verkomplizierende psychopathologische Phänomene (z. B. Schreien, Wandern, Hyper-

Psychopathologische Begleitphänomene

oralität) unter dem Oberbegriff *Behavioral and Psychological Symptoms of Dementia* (BPSD) zusammenzufassen, kennzeichnet nur das DSM-IV-TR.

Tabelle 2:
Klassifikation verschiedener Demenzformen nach ICD-10 und DSM-IV-TR

Demenz	ICD-10	DSM-IV-TR
Demenz vom Alzheimer-Typ	früh beginnend (< 65 J.) spät beginnend (> 65 J.) atypische/gemischte Form nicht näher bezeichnet	früh beginnend (< 65 J.) spät beginnend (> 65 J.)
Vaskuläre Demenz	akuter Beginn Multiinfarkt-Typ subkortikale VD kortikal-subkortikale VD Sonstige	Multiinfarkt-Typ
Demenz bei anderen Krankheiten oder Ursachen	Morbus Pick Morbus Huntington Morbus Parkinson Creutzfeldt-Jakob-Krankheit und andere Prionkrankheiten HIV-assoziiert substanzinduziert andere Ätiologien nicht näher bezeichnet	Morbus Pick Morbus Huntington Morbus Parkinson Creutzfeldt-Jakob-Krankheit und andere Prionkrankheiten HIV-assoziiert multiple Ätiologien persistierend substanzinduziert nach Schädel-Hirn-Trauma andere Ätiologien
Zusätzliche Psychopathologie	unkompliziert Wahn Halluzinationen depressive Symptome gemischte Symptome	unkompliziert BPSD – Behavioral and Psychological Symptoms of Dementia (verhaltensbezogene und psychische Symptome der Demenz) bzw. weitere Diagnosen

Konsensuskriterien AD und vaskuläre Demenzen (VD)

Für die AD und die VD wurden, über ICD und DSM hinausgehend, von verschiedenen Expertenrunden Konsensus-Kriterien entwickelt (vergleichende Übersicht mit Quellenangaben bei Schaub & Freyberger, 2012):

- die NINCDS-ADRDA-Kriterien zur Diagnose einer Alzheimer-Erkrankung; 1984 vom *National Institute of Neurological and Communicative Disorders and Stroke* gemeinsam mit der *Alzheimer's Disease and Related Disorders Association* veröffentlicht und 2007 revidiert
- die NIA/AA-Kriterien zur Diagnose einer Alzheimer-Erkrankung samt präklinischer Stadien und Mild Cognitive Impairment (MCI); 2011 gemeinsam vom *National Institute on Aging* und der *Alzheimer's Association* herausgegeben
- die NINDS-AIREN-Kriterien zur Diagnose und Klassifikation verschiedener Unterformen der vaskulären Demenz; 1993 vom *National Institute of Neurological Disorders and Stroke* und der *Association Internationale pour la Reserche et l'Enseignement en Neurosciences* gemeinsam definiert

- die ADDTC-Kriterien zur Diagnose von vaskulärer Demenz mit ausschließlich ischämischer Genese; 1992 von den *Alzheimer's Disease Diagnostic and Treatment Centers* vorgeschlagen.

Schließlich wurden in den letzten Jahren speziellere Demenzformen unterschieden, die im ICD-10 bzw. DSM-IV-TR noch nicht aufgeführt sind, etwa die Demenz mit Lewy-Körperchen oder die Demenz bei (Multi-)Systematrophien. Speziell die Diagnostik und Klassifikation von Demenzerkrankungen bei fokal beginnenden Hirnatrophien, für die sich der Oberbegriff *Frontotemporale Lobärdegenerationen* (FTLD) etabliert hat, wurde durch eine Reihe weiterer Konsensus-Kriterien vorangetrieben:

- die Lund-Manchester-Kriterien für die so genannte frontotemporale Demenz (The Lund and Manchester Groups, 1994)
- deren Revision als Konsensuskriterien für FTLD mit verschiedenen Subtypen, die sog. Neary-Kriterien (Neary et al., 1998)
- die Kriterien des *National Institute of Health* (NIH) für die frontotemporale Demenz (McKhann et al., 2001)
- die vom *International Behavioural Variant Frontotemporal Dementia Criteria Consortium* erstellten FTDC-Kriterien für die frontale Variante der frontotemporalen Demenz (Rascovsky et al., 2011).

Konsensuskriterien frontotemporale Demenz (FTD)

Anhand dieser Kriterienkataloge wurden neurodegenerative Erkrankungen ausdifferenziert, die im ICD-10 bzw. DSM-IV-TR lediglich summarisch als Frontalhirnsyndrome mit progredientem Verlauf erwähnt werden, unter Hinweis auf die Pick-Krankheit (Morbus Pick) als prototypischem Vertreter. Die erste Kasuistik hierzu beschrieb einen 71-jährigen Patienten mit „progressiver Geistesschwäche" und „Sprachstörung apathischen Charakters", bei dem sich *post mortem* eine ausgeprägte Atrophie des linken Temporallappens fand (Pick, 1892). Die heute manchmal unter dem Oberbegriff des *Pick-Komplexes* zusammengefassten Erkrankungen sind jedoch klinisch und neuropathologisch heterogener und umfassen neben den FTLD auch die kortikobasale Degeneration (CBD), die progressive supranukleäre Paralyse (PSP) sowie die amyotrophe Lateralsklerose (ALS). Das gemeinsame Merkmal besteht im langsam progredienten Verlauf einer fokal beginnenden Neurodegeneration, die sich klinisch und pathologisch von einer Alzheimer-Krankheit abgrenzen lassen. Im Zentrum des Pick-Komplexes stehen die FTLD, die derzeit nach der Lokalisation des neurodegenerativen Prozesses und der damit assoziierten klinischen Symptome in zwei Prägnanztypen und vier Syndrome unterschieden werden (vgl. Abb. 1).

Morbus Pick bzw. Pick-Komplex

Die häufigste Manifestation der FTLD wird als behaviorale, manchmal auch als frontale Variante bezeichnet (bvFTD). Im Vordergrund stehen am Beginn weniger kognitive Defizite als Wesensänderungen im Sinne von Desinteresse, Antriebsminderung, Verlust an Empathie und Affektverflachung. Allmähliche Enthemmung (z. B. hinsichtlich Nahrungsaufnahme und Sexualität) und sozial inadäquates Verhalten (Distanz- und Taktlosigkeit) sind häufige Symptome, ebenso Reizbarkeit, Aggressivität und erhöhte Risikobereitschaft (Straßenverkehr). Motorische Unruhe mit Bewegungsdrang, ritualisierte Verhaltensweisen, vermehrter Alkohol- oder Tabakkonsum, Heißhunger auf Süßigkeiten oder auch Sammelwut treten oft schon in frühen Stadien auf. Die Unterscheidung

Verhaltensvariante der frontotemporalen Demenz

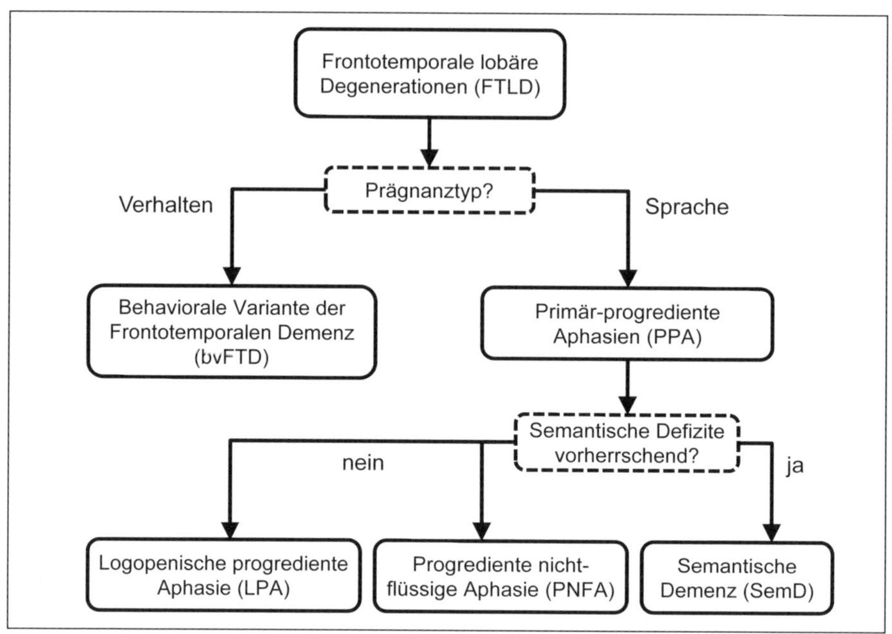

Abbildung 1:
Prägnanztypen und Syndrome der frontotemporalen Lobärdegenerationen

eines apathischen von einem enthemmten Subtyp der bvFTD konnte sich nicht durchsetzen, da in den meisten Fällen beide Symptomkonstellationen vorkommen. Die frühesten kognitiven Störungen betreffen Aufmerksamkeit und Exekutivfunktionen und nicht, wie bei der Alzheimer-Erkrankung, Lernen und Gedächtnis.

Semantische Demenz

Vorherrschendes Merkmal der semantischen Demenz (SemD) ist der allmähliche Verlust des semantischen Gedächtnisses. Hauptkriterien sind Störungen der Objektbenennung (Anomie) und des Einzelwortverständnisses, hinzu treten Oberflächendyslexie und/oder -dysgraphie sowie ein schwindendes Wissen über Objekte und Personen. Anfänglich sind semantische Paraphasien noch diskret, die Sprache bleibt lange Zeit flüssig, wird aber immer inhaltsleerer, bis nur Floskeln und Füllwörter übrig bleiben, die ständig wiederholt werden.

Progrediente nicht flüssige Aphasie

Hauptsymptome der progredienten, nicht flüssigen Aphasie (PNFA) sind initial eine erhöhte Sprachanstrengung mit phonematischen Störungen (z. B. Additionen und Substitutionen, Lautentstellungen) ähnlich einer Sprechapraxie, wobei grammatikalische Fehler und Syntaxvereinfachung auffallen. Während Einzelwortverständnis und Objektwissen zunächst intakt bleiben, ist das Verständnis komplexer Sätze gestört. Früh bestehen ausgeprägte Wortfindungsstörungen, wobei die phonematische Wortflüssigkeit stärker gestört ist als die semantische. Zum reduzierten Sprechtempo können ein gestörter Sprechrhythmus (Telegrammstil) und eine ausgeprägte Dysarthrie hinzutreten. Anders als bei der bvFTD und der SemD ist die Krankheitseinsicht in frühen Stadien fast immer vorhanden, mit entsprechend ausgeprägtem Leidensdruck.

Die logopenische progressive Aphasie (LPA) wurde erst in jüngster Zeit von den anderen Varianten der PPA abgegrenzt, sie steht der Alzheimer-Demenz histopathologisch am nächsten (Gorno-Tempini et al., 2011). Hier sind das Sprachverständnis für einzelne Worte und das Objektwissen in der Regel erhalten, es liegt auch keine Sprechapraxie und kein (ausgeprägter) Agrammatismus vor, doch kann es zu phonologischen Paraphasien kommen. Kernsymptome sind der gestörte Abruf von Wörtern in der Spontansprache und beim Benennen. Trotz oft stockender Spontansprache steht die LPA bezüglich der Sprachflüssigkeit der SemD näher als der PNFA, gilt also eher als flüssige Aphasie. Schwer gestört ist das Nachsprechen von Sätzen oder auch nur Satzteilen. Neuropsychologisch scheint eine Störung des Arbeitsgedächtnisses im Vordergrund zu stehen.

Logopenische progressive Aphasie

Die o. g. Konsensuskriterien sehen definierte Befunde der strukturellen und funktionellen Bildgebung, der Genetik und Histopathologie zur schrittweisen Validierung klinischer Verdachtsdiagnosen der FTLD vor (Diehl-Schmid, 2012). Insgesamt ist die Terminologie, Nosologie und Differenzialdiagnostik der FTLD noch im Fluss (Witt, Deuschl & Bartsch, 2013).

Zusammenfassung

Unter einer Demenz (von lat. *dementia* = ohne Verstand) versteht man ein Syndrom aus einer erworbenen Störung von Gedächtnisfunktionen sowie weiteren kognitiven Einbußen und Verhaltensdefiziten. Die kognitiven Beeinträchtigungen, die je nach zugrunde liegender Ursache progredient, gleichbleibend oder reversibel sein können, dürfen nicht nur im Rahmen einer Delirs auftreten und müssen so stark ausgeprägt sein, dass sie sich in einer reduzierten Alltagskompetenz niederschlagen. Für spezifische Demenzformen im Rahmen unterschiedlicher Ätiologien sind spezielle Diagnosekriterien zu beachten.

1.1.3 Leichte Kognitive Störung bzw. MCI

Der langsam progrediente Verlauf der häufigen, *neurodegenerativ* bedingten Demenzerkrankungen ist notwendigerweise mit der Vorstellung einer Übergangsphase zwischen normalen kognitiven Alterungsprozessen einerseits und eindeutig krankheitswertigen kognitiven Beeinträchtigungen andererseits verbunden. Dies gilt insbesondere für die Alzheimer-Krankheit, bei der man mit einer stummen (asymptomatischen) präklinischen Phase von vielen Jahren rechnen muss. In dieser Zeit gehen bereits jene neuropathologischen Veränderungen vor sich, die ab einer bestimmten Intensität erst zu minimalen kognitiven Leistungsminderungen führen und im weiteren Voranschreiten dann in das klinische Vollbild einer Demenz münden.

Seit Kral (1962) zwei Arten von Altersvergesslichkeit einander gegenüberstellte *(benign vs. malignant senescent forgetfulness)*, wurden mehr als zwei Dutzend Konzepte beschrieben, die eine entsprechende Grenzziehung versuchten. Beispiele sind *late-life forgetfulness*, *dysmentia* oder *sub-clinical senescent cognitive disorder* (vgl. Lautenschlager, 2002; Zaudig, 2011). All diese Ent-

Konzept des Mild Cognitive Impairment (MCI)

würfe wurden inzwischen weitgehend vom Konzept des *Mild Cognitive Impairment* (MCI) verdrängt, das an der Mayo Clinic in Rochester/Minnesota definiert und in mehreren internationalen Expertenrunden weiterentwickelt wurde (Petersen et al., 2001; Winblad et al., 2004). In seiner ursprünglichen Fassung sah das MCI-Konzept folgende diagnostische Kriterien vor:

- Subjektiv erlebte Beeinträchtigung der Merkfähigkeit, möglichst bestätigt durch eine nahestehende Bezugsperson
- Im Vergleich zur Altersgruppe tatsächlich objektivierbare Gedächtnisdefizite
- Ansonsten erhaltene allgemeine kognitive Leistungsfähigkeit
- Keine Einschränkungen der Aktivitäten des täglichen Lebens
- Nicht dement.

Die aktuelle Fassung (Petersen & Negash, 2008) zieht neben Gedächtnisdefiziten auch die Möglichkeit anderer kognitiver Beeinträchtigungen in Betracht und unterscheidet nunmehr vier Subtypen der MCI (vgl. Abb. 2).

Ausschließlich bei *komplexeren* Tätigkeiten des täglichen Lebens, sofern sie nicht völlig unbeeinträchtigt sind, dürfen nun auch minimale Schwächen er-

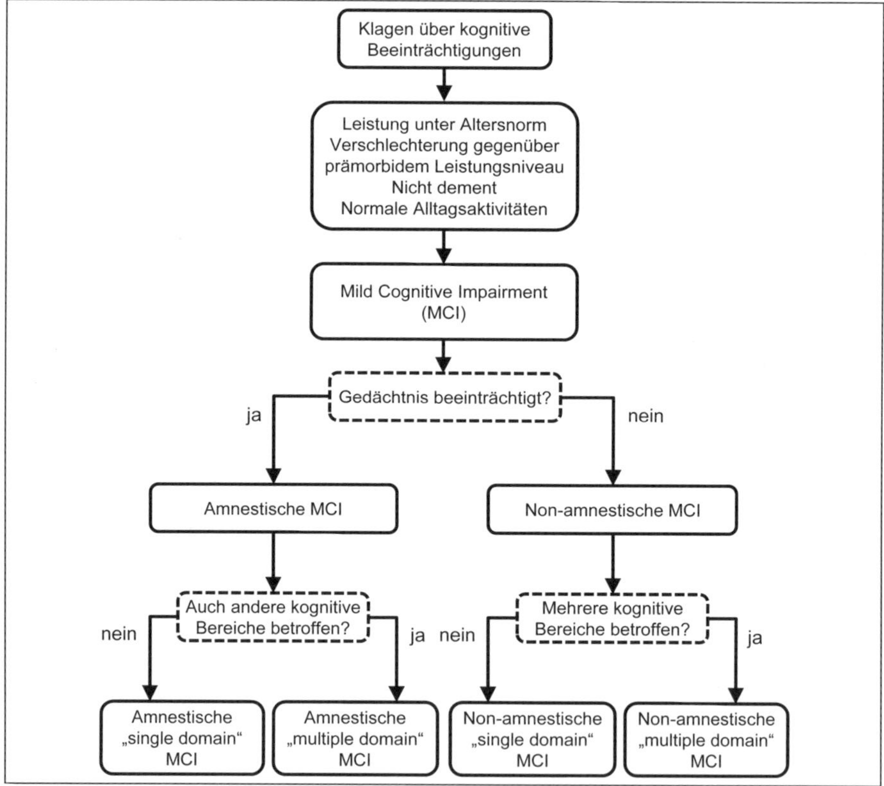

Abbildung 2:
Definition und Subtypen des *Mild Cognitive Impairment* (MCI) im Sinne der Mayo Clinic – Kriterien (eigene Abbildung, modifiziert nach Petersen & Negash, 2008; Winblad et al., 2004)

kennbar sein. Nach wie vor ist aber entscheidend, dass trotz subjektiv beklagter und fremdanamnestisch sowie möglichst auch testpsychologisch bestätigter kognitiver Einschränkungen *nicht* die operationalen Kriterien einer Demenz (nach ICD oder DSM) erfüllt sind.

Leichte Kognitive Störung (LKS) ist nicht gleich MCI

Für dieses Konzept hat sich im deutschen Sprachraum die Bezeichnung *Leichte Kognitive Störung* (LKS) durchgesetzt, was Verwechslungen mit der Diagnose gleichen Namens in der ICD-10 (F06.7) provoziert, die auf Menschen *jeden* Alters angewendet werden kann und für die in der Regel eine eindeutige organische Ätiologie sowie *Reversibilität* gefordert werden. Ein Beispiel wäre der vorübergehende Leistungsabfall eines jungen Menschen im Rahmen einer schweren Virusinfektion. Derartige Fälle sind mit dem MCI-Konzept *nicht* gemeint. Daher wird im Folgenden die Abkürzung MCI beibehalten, um das auf Petersen zurückgehende Konzept zu bezeichnen.

Ist das MCI-Konzept überflüssig?

Der MCI wird gegenwärtig großes Interesse entgegen gebracht in der Hoffnung, damit demenzielle Entwicklungen möglichst früh zu erkennen, um behandelbare Ursachen angehen bzw. wenigstens hemmende Maßnahmen ergreifen zu können. Kritische Stimmen zum MCI-Konzept verweisen auf die schwierige Abgrenzung gegenüber normalen Alterungsprozessen einerseits und leichten Demenzstadien andererseits, sowie auf die Heterogenität der betreffenden „Patienten“gruppe, die sich in uneinheitlichen Befunden zur Häufigkeit und zu den Prädiktoren einer Konversion von MCI-Zuständen in Demenzerkrankungen niederschlägt (s. u.). Darüber hinaus ist das MCI-Konzept für schlicht überflüssig erklärt worden, da man mögliche Prädemenz-Stadien untersuchen könne, *ohne* die betreffenden Personen mit einer schwach operationalisierten „Diagnose“ zu belegen, die stigmatisiere und möglicherweise unbegründete Ängste auslöse (Visser & Brodaty, 2006).

1.1.4 Nosologische Neuerungen: DSM-5

Das 2013 von der *American Psychiatric Association* (APA) vorgestellte DSM-5 enthält zahlreiche Neuerungen und wird nicht nur das DSM-IV-TR ablösen, sondern dürfte auch das künftige ICD-11 Klassifikationssystem der Weltgesundheitsorganisation (WHO) beeinflussen[2]. Das bisherige Diagnosekapitel „Delir, Demenzen, amnestische und andere geriatrische kognitive Störungen“ wurde darin ersetzt durch das neue Kapitel „Neurokognitive Störungen“ *(neurocognitive disorders)*. Es enthält drei Störungsgruppen:

Künftige Hauptgruppen neurokognitiver Störungen im DSM-5

- Delir *(delirium)*
- Majore neurokognitive Störungen *(major neurocognitive disorders)*
- Milde neurokognitive Störungen *(mild neurocognitive disorders).*

Das primäre gemeinsame Merkmal sind objektivierbare Defizite in einem oder mehreren kognitiven Funktionsbereichen (Jeste et al., 2010): Komplexe Aufmerksamkeit (selektive, geteilte und Daueraufmerksamkeit, Informationsver-

2 Zur Drucklegung dieses Reihenbandes war die deutsche Übersetzung noch in Vorbereitung. Alle Angaben hier ohne Gewähr nach der APA-Website www.dsm5.org sowie den im Text zitierten Sekundärquellen.

arbeitungsgeschwindigkeit), Exekutivfunktionen (Arbeitsgedächtnis, mentale Flexibilität, Fehlerkorrektur, Planungs- und Entscheidungsprozesse), Lernen und Gedächtnis (unmittelbares Behalten, kurz- und langfristig verzögerte, freie und gestützte Wiedergabe, Rekognition), Sprache (rezeptive und expressive Funktionen, einschließlich Objektbenennung, Wortflüssigkeit, Grammatik und Syntax), visuokonstruktive und visuoperzeptive Fähigkeiten (Visuokonstruktion, visuelles Erkennen), sowie soziale Kognition (Emotionswahrnehmung, Verhaltensregulation, Theory-of-Mind). Die betreffenden Defizite müssen als Abweichung von einem zuvor schon längere Zeit erreichten, höheren kognitiven Leistungsniveau aufzufassen sein, was die neurokognitiven Störungen von den Entwicklungsstörungen *(neurodevelopmental disorders)* abgrenzt.

Neuropsychologische Untersuchungsbereiche

Abgrenzung milde vs. majore neurokognitive Störungen

Milde und majore neurokognitive Störungen unterscheiden sich hinsichtlich ihrer Auswirkungen auf die selbstständige Lebensführung sowie durch den Schweregrad der neurokognitiven Beeinträchtigungen. Für die empfohlene testpsychologische Untersuchung werden erstmals Grenzwerte festgelegt (milde Störungen eine bis zwei Standardabweichungen, majore Störungen mehr als zwei Standardabweichungen unterhalb des Mittelwertes einer *angemessenen* Referenzpopulation). Bei Messwiederholungen wird eine intraindividuelle Veränderung von mindestens einer halben Standardabweichung als Indikator eines bedeutsamen neurokognitiven Abbaus angesehen. Dabei sollen alters-, geschlechts- und bildungsadjustierte sowie ggf. kulturfaire Vergleichsnormen verwendet und stets das prämorbide Leistungsniveau der betroffenen Personen berücksichtigt werden.

Jede neurokognitive Störung ist durch Angaben zur Ätiologie, zu begleitenden Verhaltensstörungen sowie zum gegenwärtigen Schweregrad (nur majore Störungen: mild, moderat, schwer) zu spezifizieren. Als mögliche Ursachen werden im DSM-5 genannt: Alzheimer-Krankheit, frontotemporale Lobärdegeneration, Lewy-Körperchen Krankheit, vaskuläre Störung, traumatische Hirnverletzung, Drogen- bzw. Medikamentenmissbrauch, HIV-Infektion, Prion-Erkrankung, Parkinson-Krankheit, Huntington-Krankheit, sonstige medizinische Konditionen, multiple Ätiologien und Restkategorie (unspezifiziert). Da im Falle einer milden neurokognitiven Störung die Diagnose im allgemeinen schwerer zu stellen sein wird, sollte sie durch zusätzliche wegweisende Befunde (Genetik, Biomarker, Bildgebung) gestützt werden.

Aufwertung der Neuropsychologie im DSM-5

Durch die detaillierte Aufzählung möglicher Beeinträchtigungen, die konsequente Verwendung des Terminus *neuro*kognitiv (anstatt nur kognitiv), die Forderung nach einer Objektivierung der Defizite anhand standardisierter und ausreichend normierter psychometrischer Tests sowie die Festlegung von Grenzwerten auf quantitativen Testvariablen lehnt sich das DSM-5 stärker als sein Vorgänger an terminologische und methodische Gepflogenheiten der Neurologie und Neuropsychologie an, was von der zuständigen *APA Task Force* hervorgehoben wird (Ganguli et al., 2011). Diese für die Neuropsychologie erfreuliche Aufwertung wird jedoch auch von kritischen Stimmen begleitet, wie das DSM-5 insgesamt (Frances, 2013). Inwiefern die derzeit geltenden Standards der Demenzdiagnostik und insbesondere der Frühdiagnostik der Alzheimer-Krankheit aufgrund der nosologischen Neuorientierung des DSM-5 angepasst werden müssen, bleibt abzuwarten (Werheid, 2011).

1.2 Epidemiologie

Aus den besten derzeit verfügbaren Studiendaten und Meta-Analysen ergeben sich zur Epidemiologie der Demenzen folgende Sachverhalte und Schätzungen (alle Angaben in diesem Abschnitt, sofern nicht anders angegeben, nach Bickel, 2012):

1.2.1 Prävalenz

Gegenwärtig sind weltweit etwa 36 Mio. Menschen an einer Demenz erkrankt. Bis zum Jahr 2050 wird ein Anstieg auf etwa 115 Mio. erwartet, weil der in den entwickelten Ländern schon länger wirkende Alterungsprozess zunehmend auch Schwellenländer erfassen wird. In den westlichen Industrieländern beträgt die Gesamtprävalenz für die über 65-jährige Bevölkerung zwischen 5 und 9 %. Werden auch leichtere Demenzstadien einbezogen, ergeben sich Prävalenzraten um bis zu 10 %. Für Deutschland gehen Schätzungen von 6.5 bis 8.3 % der über 65-Jährigen aus, d. h. 1.1 bis 1.4 Mio. Demenzkranke. Leichte, mittlere und schwere Erkrankungsstadien stehen dabei in einem Verhältnis von ungefähr 3 : 4 : 3 zueinander. Die Prävalenz *präseniler* Demenzfälle ist nicht genau bekannt; in Analogie zu vergleichbaren Ländern geht man von etwa 20000 Erkrankten in der Altersgruppe der unter 65-Jährigen aus, was einem Anteil an allen Demenzen von weniger als 2 % entsprechen würde.

Prävalenz präseniler Demenzen

Über die Prävalenz *verschiedener* Demenzerkrankungen ist noch wenig bekannt, weil Feldstudien meist nur Alzheimer-Demenz, vaskuläre Demenz und sonstige Demenzen unterscheiden, und sich klinische Diagnosekriterien im Laufe der Zeit ändern. Sicher ist, dass die Alzheimer-Krankheit mit einem Anteil zwischen 50 und 80 % die mit Abstand häufigste Ursache der Altersdemenz darstellt, gefolgt von zerebralen Durchblutungsstörungen. Aufgrund der Heterogenität des Krankheitsbildes und uneinheitlicher Diagnosekriterien variieren epidemiologische Angaben zu den vaskulären Demenzen teilweise beträchtlich (Gertz, Wolf & Arendt, 2002). Bei der Mehrzahl aller Demenzkranken über 70 Jahre dürften *kombinierte* neurodegenerative und vaskuläre Pathologien vorliegen, wie Autopsie-Studien belegen.

Zwei zentrale Befunde der epidemiologischen Demenzforschung betreffen die Alters- und Geschlechtsverteilung der Erkrankungen (vgl. Abb. 3).

Epidemiologisch gesicherte Alters- und Geschlechtsunterschiede

Zum einen existiert ein steiler Altersanstieg der Prävalenzraten jenseits des 65. Lebensjahres. Im Altersbereich bis 84 Jahren zeigt sich sogar ein nahezu exponentieller Anstieg. Zum anderen sind in der Gruppe der über 70-Jährigen die Prävalenzraten bei den Frauen durchweg höher als bei den Männern. Übertragen auf deutsche Verhältnisse vereinigen Frauen etwa 70 % aller Krankheitsfälle auf sich. Neben der höheren Lebenserwartung von Frauen wird dafür auch eine längere Krankheitsdauer sowie ein in den oberen Altersstufen erhöhtes Erkrankungsrisiko verantwortlich gemacht. Der exponentielle Anstieg der Prävalenzraten gilt oberhalb von 90 Jahren nicht mehr, sonst würde noch vor dem Alter von 100 Jahren eine Prävalenz von 100 % erreicht, was in Studien an über 100-Jährigen nicht bestätigt werden konnte. Statt dessen schwanken bei den Hochbetagten die Prävalenzraten verschiedener Untersuchungen zwi-

Demenzvorkommen bei Hochbetagten

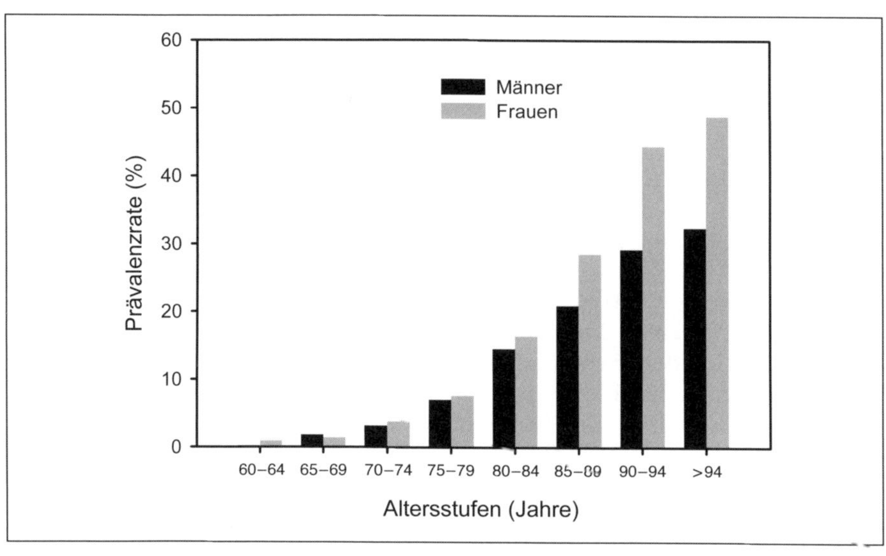

Abbildung 3:
Alters- und geschlechtsspezifische Prävalenzraten von Demenzerkrankungen, aggregiert aus 17 zwischen 1990 und 2005 durchgeführten europäischen Feldstudien (N = 34 637) (Daten aus European Collaboration on Dementia, 2009; eigene Abbildung)

schen 53.6 und 100 %, mit einer mittleren Prävalenzrate von 60 % (Bickel, 2012). Obwohl also ein sehr hohes Lebensalter nicht unvermeidlich mit einer Demenz einhergeht, belegen diese Zahlen *nicht*, dass ein Großteil der Bevölkerung vor der Entstehung von Demenzen geschützt ist. Dem widersprechen auch die altersbezogenen Neuerkrankungsraten (s. u.).

1.2.2 Inzidenz

Ähnlich wie die Prävalenzraten steigen auch die Inzidenzraten altersassoziiert deutlich an (vgl. Tab. 3). Entsprechende Angaben sind auch hier nur für die AD und die VD mit einiger Sicherheit möglich.

Die Gesamtinzidenzraten variieren für die Altenbevölkerung zwischen 1.4 und 3.4 %. Dies bedeutet, dass in Deutschland pro Jahr mindestens 220 000, wahrscheinlich aber über 300 000 Neuerkrankungen auftreten. Insgesamt sind auch hier wieder Frauen stärker betroffen als Männer, sie stellen rund 70 % aller jährlichen Neuerkrankungen. Vergleichsweise geringe quantitative Bedeutung haben die Neuerkrankungsraten *präseniler* Demenzen (rund 6 000 Patienten pro Jahr).

1.2.3 Morbiditätsrisiko

Schätzt man die mortalitätsbereinigte, kumulierte Erkrankungswahrscheinlichkeit anhand der Inzidenzraten der verfügbaren größeren Studien und Meta-Analysen, so ergibt sich, dass bis zum Alter von 70 Jahren etwa 2 % der Gesamtbevölkerung

Tabelle 3:
Altersspezifische Inzidenzraten (%/Jahr) von Demenzerkrankungen allgemein sowie von Alzheimer-Demenz und vaskulärer Demenz in einer Meta-Analyse von 8 europäischen Kohortenstudien (N=835) (Fratiglioni et al., 2000)

Alter (Jahre)	Demenz	Alzheimer-Demenz	Vaskuläre Demenz
65–69	0.24	0.12	0.07
70–74	0.55	0.33	0.12
75–79	1.60	0.91	0.35
80–84	3.05	2.18	0.59
85–89	4.86	3.53	0.61
≥ 90	7.02	5.35	0.81

an einer Demenz erkranken würden, bis zu einem Alter von 95 Jahren aber schon 70%.

Schätzungen des Lebenszeitrisikos bis zu einem Alter von 100 Jahren belaufen sich auf mindestens 72 bis 90% und mehr, je nach zugrunde gelegter Studie. Bickel (2012) zieht daraus den Schluss, dass alterungsbezogene Prozesse eine wichtige Rolle bei der Entstehung der Demenzen spielen und fast jeder eine Demenz entwickeln würde, sofern nur ein entsprechend hohes Alter erreicht wird. Mit anderen Worten: viele Menschen erkranken nur deshalb nicht an einer Demenz, weil sie vorher an anderen Krankheiten sterben.

Schätzungen zum Lebenszeitrisiko

1.3 Verlauf und Prognose

Demenzielle Erkrankungen haben sehr unterschiedliche Verlaufsformen

Die Verlaufsformen demenzieller Erkrankungen sind sehr unterschiedlich, je nach zugrunde liegender Ursache. Den erst langsam, dann schneller progredienten Verläufen bei den neurodegenerativ verursachten Demenzen stehen eher treppenförmige, auch schwankende Verläufe vaskulär bedingter Demenzen gegenüber. Auch reversible Demenzsyndrome kommen vor – in all jenen Fällen, in denen eine behandelbare somatische Erkrankung nur vorübergehend zu einer Beeinträchtigung kognitiver Funktionen führt, wie etwa im Fall von Avitaminosen oder Schilddrüsenfehlfunktionen.

Sterblichkeit bei Demenz

Bei den weitaus häufigeren, chronisch progredient verlaufenden Demenzen ist die verbleibende Lebenserwartung stark verkürzt. In Abhängigkeit vom Krankheitsstadium, vom Alter, dem Geschlecht und somatischer Komorbidität wird die Sterblichkeit im Zweijahreszeitraum (nach Diagnosestellung) mit 25 bis 60% beziffert. Die Mortalität Demenzkranker ist im Vergleich zu gleichaltrigen, nicht dementen Personen durchschnittlich um das Zwei- bis Dreifache erhöht. Im Unterschied zum rapiden Verlauf seltener neurodegenerativer Erkrankungen wie beispielsweise der Creutzfeldt-Jacob-Krankheit entwickeln sich die Symptome der Alzheimer-Krankheit sehr viel schleichender, weshalb die eigentliche Demenzphase nur einen kleinen Teil des gesamten Krankheitsverlaufes ausmacht. Obwohl man schon länger vermutete, dass die präklinische Phase des Morbus Alzheimer bei hoher interindividueller Streuung nicht nur Jahre, sondern sogar Jahrzehnte betragen könne (Förstl, 2000), war deren Dauer schwer zu bestimmen. Inzwischen kann jedoch als gesichert gelten, dass die der Krankheit zugrunde liegenden pathologischen Prozesse (siehe Abschnitt 2.1) bereits sehr früh beginnen und bis zur Entfaltung klinisch sichtbarer Symptome fast die ganze Lebensspanne vergeht (Braak, Feldengut & Del Tredici, 2013).

Die eigentliche Demenzphase der Alzheimer-Krankheit wird entsprechend der zunehmenden Beeinträchtigung kognitiver Funktionen und der Lebensführung in drei aufeinanderfolgende Stadien eingeteilt:

Demenzstadien

- beginnende oder leichte
- mittelgradige
- fortgeschrittene bzw. schwere Demenz.

Die letzte Krankheitsphase ist über den sukzessiven Zusammenbruch kognitiver Funktionssysteme hinaus vom baldigen Verlust der Krankheitseinsicht und der Selbstständigkeit geprägt. Es entsteht Pflegebedürftigkeit, und in vielen Fällen treten psychopathologische Symptome (Unruhe, Aggressivität, Sinnestäuschungen, Wahnvorstellungen) sowie neurologische Komplikationen hinzu (Förstl, 2000).

Krankheitsdauer

Als mittlere Krankheitsdauer werden für die AD häufig 6 Jahre genannt. Bezieht man sich auf repräsentative Stichproben und nicht nur auf behandelte Fälle, so muss diese Zeitspanne wesentlich kürzer veranschlagt werden, sie beträgt dann nur noch 3.3 Jahre (Wolfson et al., 2001). Die Überlebenszeit nach der Diagnosestellung ist dabei stark vom Alter bei Erkrankungsbeginn abhängig. Liegt der Erkrankungsbeginn zwischen dem 65. und 74. Lebensjahr, so beträgt die durchschnittliche Demenzdauer 5.7 Jahre; jenseits des 85. Lebensjahres nur noch 2.8 Jahre. Die durchschnittliche Krankheitsdauer bei Frauen ist dabei um ein Jahr länger als bei Männern.

Bei etwa 60 bis 80 % aller Fälle erfolgt in fortgeschrittenen Krankheitsstadien die Aufnahme in eine Pflegeeinrichtung (Bickel, 2012). Ursache hierfür sind weniger die zu Autonomieverlust führenden kognitiven Störungen, als schwerwiegende Verhaltensauffälligkeiten (s. o.), die pflegende Angehörige mindestens so fordern wie neurologisch-somatische Komplikationen. Derzeit werden in Deutschland rund 500 000 demenzkranke Menschen in stationären Einrichtungen versorgt; die durchschnittliche Betreuungszeit beträgt 2 bis 3 Jahre. Die häufigsten Todesursachen sind sekundäre Komplikationen der Bettlägerigkeit, wie Entzündungen oder Lungenembolie.

Verlaufsaspekte der MCI

Von besonderem Interesse sind Verlaufsaspekte im Zusammenhang mit dem MCI-Konzept. Die jährlichen Konversionsraten für den Übergang von einer MCI in eine Demenz variierten in den ersten Verlaufsbeobachtungen zwischen 1 und 30 % (Lautenschlager, 2002). Die neueste Meta-Analyse wertete 41 Kohortenstudien mit mindestens 3-jähriger Beobachtungsphase an insgesamt 10 119 Probanden aus (Mitchell & Shiri-Feshki, 2009). Bei der Berechnung der kumulierten und der jährlichen Konversionsraten wurde für unterschiedliche Beobachtungszeiträume (3 bis 10 Jahre) und Stichprobengrößen ($27 \leq N \leq 2882$)

korrigiert. Die *kumulierten* Konversionsraten überstiegen selbst in den Langzeitstudien kaum 50 %; das Mittel lag bei 32.3 % für die MCI im Sinne der Mayo-Kriterien und 24.1 % nach anderen Diagnosekriterien. Tabelle 4 zeigt die jährlichen Konversionsraten, wenn zusätzlich zu den verwendeten Diagnosekriterien für MCI auch nach dem Setting der Stichprobenrekrutierung sowie der Art der resultierenden Demenz unterschieden wurde. Offenbar hängen Konversionsraten stark davon ab, wo rekrutiert wurde, während Unterschiede zwischen den MCI-Kriterien weniger deutlich sind.

Tabelle 4:
Mittlere jährliche Konversionsraten (%) für MCI in Demenz allgemein, Alzheimer-Demenz und vaskuläre Demenzen in Abhängigkeit von der MCI-Definition und der Art der Stichprobenrekrutierung auf der Grundlage von 41 Kohortenstudien (modifiziert nach Tabelle 3 in Mitchell & Shiri-Feshki, 2009)

MCI-Definition	Rekrutierung	Demenz	Alzheimer-Demenz	Vaskuläre Demenz
Mayo-Kriterien	klinisch	9.6	8.1	1.9
	populationsbezogen	4.9	6.8	1.6
Andere Kriterien	klinisch	11.7	6.9	ohne Daten
	populationsbezogen	5.2	3.6	0.54

Anmerkung: Ohne Berücksichtigung randomisierter Behandlungsstudien

MCI oft kein Vorstadium der Demenz

Die Autoren der Meta-Analyse ziehen aus ihren Ergebnissen den Schluss, dass die jährliche Konversionsrate für den Übergang von einer MCI in eine Demenz bei etwa 5 bis 10 % liegt und die meisten Menschen mit MCI selbst nach 10 Jahren keine Demenz aufweisen.

2 Ätiologie

Vielfältigste Demenzursachen

Die möglichen Ursachen einer Demenz sind vielfältig. Sie umfassen neurodegenerative Veränderungen (z. B. Morbus Alzheimer, Morbus Parkinson), vaskuläre Prozesse (z. B. Multi-Infarkt-Demenz), ernährungsbedingte Mangelerscheinungen (z. B. Vitamin-B_1- oder Vitamin-B_{12}-Mangel, Folsäuremangel), internistische Erkrankungen (z. B. Hypertonie, Hirntumoren, Hypo- bzw. Hyperthyreose) ebenso wie Substanzmissbrauch, insbesondere Alkoholismus.

Dichotomien für demenzielle Erkrankungen bzw. Demenzformen

In lokalisatorischer Perspektive werden die verschiedenen Demenzformen in *primäre* vs. *sekundäre* Demenzen sowie in *kortikale* vs. *subkortikale* Demenzen unterschieden. Als primär degenerativ werden diejenigen Demenzen bezeichnet, deren pathologischer Schwerpunkt ausschließlich oder überwiegend im Gehirn liegt, ohne andere Organsysteme wesentlich einzubeziehen. Als sekundär gelten solche Demenzen, deren pathophysiologische und pathobiochemische Mechanismen extrazerebral gelegen sind und bei denen das Gehirn nur mittelbar in das Krankheitsgeschehen involviert ist. Die Einteilung in kortikale vs. subkortikale Demenzen wird meist auf neurodegenerative Erkrankungen bezogen und unterstellt zwei nicht nur neuroanatomisch, sondern auch klinisch und neuropsychologisch unterscheidbare Syndrome (s. Abschnitt 4.5.5). Eine weitere Zweiteilung neurodegenerativer Erkrankungen ist diejenige in *Systematrophien*, bei denen motorische Störungen im Vordergrund stehen, und *generalisierte Atrophien*, bei denen kognitive Störungen das klinische Bild dominieren. Diese Unterteilung ist insofern unscharf, als bei Systematrophien wie dem Morbus Parkinson neben motorischen Beeinträchtigungen durchaus auch kognitive Defizite und psychopathologische Symptome vorkommen können. Beim Morbus Huntington ist dies häufig der Fall, indem hier psychopathologische Veränderungen oft noch vor den kognitiven und motorischen Symptomen auftreten, was die Gefahr von Fehldiagnosen erhöht.

Unterscheidung Mischtypen von Mischformen

Andere wichtige Demenzformen, die nicht in diese dichotomen Schemata passen, sind vaskuläre (Multi-Infarkt-)Demenzen, infektiöse Demenzen (Jakob-Creutzfeldt-Krankheit, progressive Paralyse) und viele toxische und metabolische Enzephalopathien bzw. Systemerkrankungen. Sie werden von den kortikalen bzw. subkortikalen Demenzen gelegentlich als *Mischtypen* abgegrenzt. Dieser Begriff ist leicht zu verwechseln mit dem der *Mischform*, der die häufige Komorbidität vaskulärer und degenerativer Demenzen bezeichnet.

Überwindung bisheriger Einteilungsschemata

Obwohl dichotome Klassifikationen wie die oben genannten für die klinische Praxis einen gewissen Wert besitzen, wurden dagegen auch Einwände erhoben. Erstens lassen degenerative Prozesse mit subkortikaler Prädilektion den Kortex selten ausgespart (und umgekehrt). Zweitens werden unter der Gruppe der sekundären Demenzen äußerst heterogene Erkrankungen zusammengefasst, einschließlich solche mit *zerebro*vaskulärem Schwerpunkt (Lang, 1994, S. 30 ff.). Drittens wurden in den letzten Jahren bedeutende Fortschritte in der Aufklärung der neurobiologischen, neurochemischen und molekulargenetischen Grundlagen vieler, auch seltener Demenzformen erzielt (Beyreuther, Einhäupl, Förstl & Kurz, 2002; Förstl, 2011; Wallesch & Förstl, 2012), sodass die bisherigen Einteilungsschemata zunehmend inadäquat erscheinen. Die oben bereits erwähnten Konsensus-Kriterien zur Diagnose spezifischer Demenzformen sind Ausdruck dieser konzeptionellen Unzufriedenheit.

Im Folgenden werden von den vielen Demenzursachen nur die beiden wichtigsten Hauptgruppen dargestellt, nämlich neurodegenerative Veränderungen und vaskuläre Ereignisse.

2.1 Neurodegenerative Veränderungen

Begriffsdefinition Neurodegeneration

Der Begriff *Neurodegeneration* (von griech. *neuron* = Nerv, lat. *degenerare* = aus der Art schlagen) bezeichnet alle Arten von Verfallserscheinungen im Nervensystem. Neurodegenerative Veränderungen kommen beispielsweise nach axonalen Verletzungen vor. Am häufigsten sind sie jedoch im Rahmen von Krankheiten, die durch den langsamen, unaufhaltsamen Tod von Nervenzellen gekennzeichnet sind. Die biochemischen und molekulargenetischen Prozesse, welche die Neuropathologie und Pathophysiologie neurodegenerativer Krankheiten determinieren, sind außerordentlich komplex.

Ausgeprägte Gewebe- oder Entzündungsreaktionen sind meist nicht festzustellen, jedenfalls nicht ursächlich für das Geschehen. Der führende Befund ist der neuronale Zellverlust durch nekrotischen oder apoptotischen Zelltod (Schlegel & Neff, 2012). Im ersten Fall schwillt die Zelle ohne eigene aktive Mitwirkung an, im zweiten Fall führt die Aktivierung zellulärer Signalwege zu ultrastrukturellen Veränderungen. Wesentliche sekundäre Reaktionen auf den neuronalen Zellverlust sind Proliferation der Astroglia und Ausbildung einer Fasergliose, die sich allerdings auch bei vaskulären Erkrankungen finden. Gegenwärtig kreist die klinische Grundlagenforschung vor allem um die Frage, in welchem Zusammenhang die bei nahezu allen neurodegenerativen Erkrankungen nachweisbaren Proteinablagerungen mit der Auslösung des Zelltodes stehen.

Neuropathologische Details der Alzheimer-Erkrankung

Diese charakteristischen Ablagerungen filamentöser Proteine sind extra- wie intrazellulär als zytoplasmatische oder intranukleäre Einschlüsse nachweisbar. Die für die Alzheimer-Krankheit charakteristischen neurodegenerativen Veränderungen bestehen *histopathologisch* in der Ablagerung von β-Amyloid und anderen Eiweißen zwischen den Nervenzellen (Plaques), Umwandlung zytoskeletaler Elemente (Neurofibrillenveränderungen) und reaktive Gliazellvermehrung sowie *makroskopisch* im Nervenzelluntergang (Atrophie) insbesondere im Temporal- und Parietallappen. Zwar sind Bestandteile und Entstehung der schon von Alzheimer (1906) beschriebenen extrazellulären Plaques und intraneuronalen Fibrillenbündel inzwischen weitgehend aufgeklärt. Den Plaques liegt ein erhöhter Anteil von γ- und β-Sekretasen zu Grunde, die das auf Chromosom 21 kodierte, durch die Zellmembran hindurchreichende Amyloid-Vorläufer-Protein APP an falschen Stellen spalten, was zu stabilen Proteinfragmenten unterschiedlicher Länge ($A\beta_{1-42}$) führt, die in extrazellulären Zwischenräumen verklumpen. Intrazelluläre Neurofibrillenbündel entstehen durch übermäßige Phosphorylierung des normalerweise die intraneuronalen Mikrotubuli stabilisierenden Tau-Proteins, das dadurch seine Haftung verliert, wodurch das Axonskelett destabilisiert und in der Folge axonale und synaptische Funktionen gestört werden. Aus der Kenntnis dieser Mechanismen, die zu einer ganzen Reihe weiterer, direkter wie indirekter neuronaler Schädigungsprozesse führen (Amyloidkaskadenhypothese) ergeben sich diagnostisch verwertbare Biomarker (erhöhtes Tau und erniedrigtes $A\beta_{42}$ im Liquor) bei manifester AD und ihren klinischen Vorstadien. Seit kurzem ist sogar die in-vivo Darstellung von $A\beta_{42}$-Ablagerungen im Gehirn anhand geeigneter Tracer möglich (Amyloid-PET mittels *Pittsburgh Compound B*) (Sperling, R. & Johnson, 2013). Auch werden sekundäre Effekte dieser neuropathologischen Veränderungen wie lokale entzündliche Prozesse oder Acetylcholinmangel immer besser verstanden. Dennoch liegen die eigentlichen Ursachen der Erkrankung noch immer im Dunkeln und eine kausale Therapie ist nicht möglich.

Diagnostisch verwertbare Biomarker

Genetische Faktoren

Genetische Faktoren spielen ebenfalls eine Rolle. Eine seltene Form autosomal-dominant vererblicher (präseniler) AD weist Punktmutationen auf Chromosom 1 (Präsenilin 2), Chromosom 14 (Präsenilin 1) und Chromosom 21 (Gen für das APP) auf. Der bedeutendste Risikofaktor für das Auftreten der sehr viel häufigeren *sporadischen* Alzheimer-Krankheit ist neben dem Lebensalter das Epsilon-4-Allel des Gens für Apolipoprotein E (ApoE-ε4) auf Chromosom 19. Während diese (normale) Genvariante bei Gesunden relativ selten vorkommt (in europäischen Populationen ca. 12–15 %), ist sie bei Alzheimer-Patienten rund drei Mal häufiger. Zwar tragen etwa die Hälfte der Alzheimer-Patienten dieses Gen nicht, und die Erkrankungswahrscheinlichkeit liegt sogar bei ε4-homozygoten Personen weit unter 100 %. Möglicherweise ist aber der ApoE-Polymorphismus deshalb ein Risikofaktor für die Entstehung der AD, weil ε4 die Ablagerung von Amyloid und die Bildung von Neurofibrillen begünstigt (Kurz, 2000).

ApoE-Polymorphismus

Untersuchungen zum Zusammenhang zwischen dem ApoE-Polymorphismus einerseits und kognitiven Symptomen der Alzheimer-Demenz bzw. überhaupt intellektueller Leistungsfähigkeit älterer Menschen andererseits ergaben zunächst eher inkonsistente Ergebnisse. In einer methodisch gut kontrollierten, longitudinalen Kohortenstudie an mehreren hundert katholischen Geistlichen wurde jedoch ein selektiver Zusammenhang des ε4-Allels mit episodischen Gedächtnisleistungen nachgewiesen (Wilson et al., 2002). Personen mit mindestens einem ε4-Allel zeigten im Vergleich zu Personen ohne ein solches Allel einen stärkeren Abbau in allen untersuchten kognitiven Bereichen (episodisches Gedächtnis, semantisches Gedächtnis, Arbeitsgedächtnis, perzeptive Geschwindigkeit und visuell-räumliche Fähigkeiten), doch war der Effekt für das episodische Gedächtnis am deutlichsten. Darüber hinaus waren episodische Gedächtnisleistungen bei Personen mit ApoE-ε4 schon zum Studienbeginn schlechter, was die Autoren als Hinweis darauf werten, dass ε4 episodische Gedächtnisleistungen früher als andere kognitive Leistungen negativ beeinträchtigt.

Neuropathologische Entwicklungsstadien der Alzheimer-Pathologie

Die neurofibrillären Veränderungen bei der Alzheimer-*Krankheit* weisen ein charakteristisches raumzeitliches Verteilungsmuster auf, welches die Unterscheidung von sechs neuropathologischen Entwicklungsstadien hin zur Alzheimer-*Demenz* ermöglicht (Braak & Braak, 2002):

- *Transentorhinale Stadien I und II:* Erste neurofibrilläre Veränderungen im transentorhinalen Randbereich der entorhinalen Rinde (Eintrittspforte für den isokortikalen Datenstrom). Veränderungen insgesamt noch gering ausgeprägt, klinisch keine Symptome.
- *Limbische Stadien III und IV:* Schwere Zerstörungen der entorhinalen Rinde zunächst in der oberen Zellschicht (Informationsfluss vom Isokortex zur Hippokampusformation), dann in tieferen Schichten (Rückprojektion aus der Hippokampusformation zum Isokortex). Isolation des Hippokampus. Veränderungen im vorderen und medialen Bereich des Temporallappens (limbische Zentren einschließlich Amygdala) mit teilweise schon isokortikaler Beteiligung. Markiert in vielen Fällen die klinische Initialphase der AD mit bereits deutlicher Beeinträchtigung des episodischen Gedächtnisses.
- *Isokortikale Stadien V und IV:* Massive neurofibrilläre Veränderungen in nahezu allen Teilen der Hirnrinde, vor allem in den ausgedehnten Assoziationsarealen des Isokortex. Starker Verlust an kortikalen Projektionsneuronen, Atrophie insbesondere temporaler und frontaler Areale. Ausgeprägte Demenz mit multiplen kognitiven Defiziten einschließlich höherer Werkzeugstörungen: Aphasien, Apraxien, Agnosien.

Bemerkenswert ist, dass die primären motorischen und sensorischen Areale des Neokortex sowie der Okzipitallappen von den neuropathologischen Veränderungen fast immer verschont bleiben. Häufig trifft dies sogar für frontale Rindenareale zu, weshalb bei der AD exekutive Funktionsstörungen zunächst meist nicht so im Vordergrund stehen wie Störungen des Gedächtnisses und der Sprache. Auch Veränderungen der Persönlichkeit und des Sozialverhaltens sind weniger deutlich.

Alzheimer-Pathologie beginnt früher im Leben als bisher gedacht

Post-mortem Untersuchungen an 2332 Gehirnen von im Alter zwischen einem und 100 Lebensjahren Verstorbener belegen, dass die ersten Anzeichen einer Tauopathie nicht kortikal in der transenthorinalen Region, sondern – teilweise schon in der Kindheit – subkortikal vor allem im Locus coeruleus entstehen (Braak, Thal, Ghebremedhin & Del Tredici, 2011). Die ersten Amyloid-Plaques entwickeln sich erst später nach dem Übergreifen der subkortikalen Tauopathie auf kortikale (zunächst eben transenthorinale) Strukturen. Insgesamt wiesen 1031 Gehirne (44.2 %) Amyloid-Plaques auf, 4 % der 40-Jährigen und 75 % der 90 bis 100-Jährigen. Die der Alzheimer-Krankheit zugrunde liegende Tauopathie beginnt also früher im Leben als bisher gedacht, zunächst in umschriebenen subkortikalen Regionen, und ist insgesamt mit nachfolgenden extrazellulären Proteineinlagerungen hoch korreliert (siehe auch Braak & Del Tredici, 2012).

Das bessere Verständnis der Vorgeschichte der Alzheimer-Demenz erlaubt die Entwicklung von Stadienmodellen, die den Zusammenhang zwischen dynamischen pathologischen Prozessen, charakteristischen Veränderungen distinkter Biomarker und der Entstehung klinischer Auffälligkeiten beschreiben. Daraus ergeben sich einerseits testbare Hypothesen zur weiteren Erforschung der Kaskade ätiologisch relevanter Hirnveränderungen, andererseits aber auch Anhaltspunkte für die Frühdiagnostik. So wurden unlängst drei *präklinische* Stadien der AD definiert:

Präklinische Stadien der Alzheimer-Demenz

- Stadium 1: Asymptomatische Amyloidosis
- Stadium 2: Amyloidosis plus Neurodegeneration
- Stadium 3: Diskreter Beginn des kognitiven Abbaus,

die noch *vor* Eintritt einer MCI als eigentliches Prodromalstadium der Demenz aufgefasst werden (Sperling et al., 2011). Das diesem Definitionsversuch zugrunde liegende hypothetische Kaskadenmodell neuropathologischer Veränderungen illustriert Abbildung 4.

Aktuelles Kaskadenmodell der Alzheimer-Pathologie

Im Gegensatz zum älteren Stadienmodell von Braak et al. (s. o.) beginnt in diesem Modell (Jack et al., 2010) die Alzheimer-Pathologie als isokortikale Amyloidosis, nicht als diskrete Tauopathie (Diskussion bei Jack et al., 2010, S. 125). Eine neue Phase der Krankheitsentwicklung beginnt immer dann, wenn ein (weiterer) pathologischer Prozess einen je spezifischen, wenn auch derzeit noch nicht genau bestimmbaren Schwellenwert überschreitet und damit zu funktionellen oder strukturellen Hirnanomalien führt, die sich anhand definierter Biomarker nachweisen lassen. Das Modell beruht auf folgenden Prinzipien, zu denen sich bisher vorliegende Forschungsergebnisse verdichten lassen:

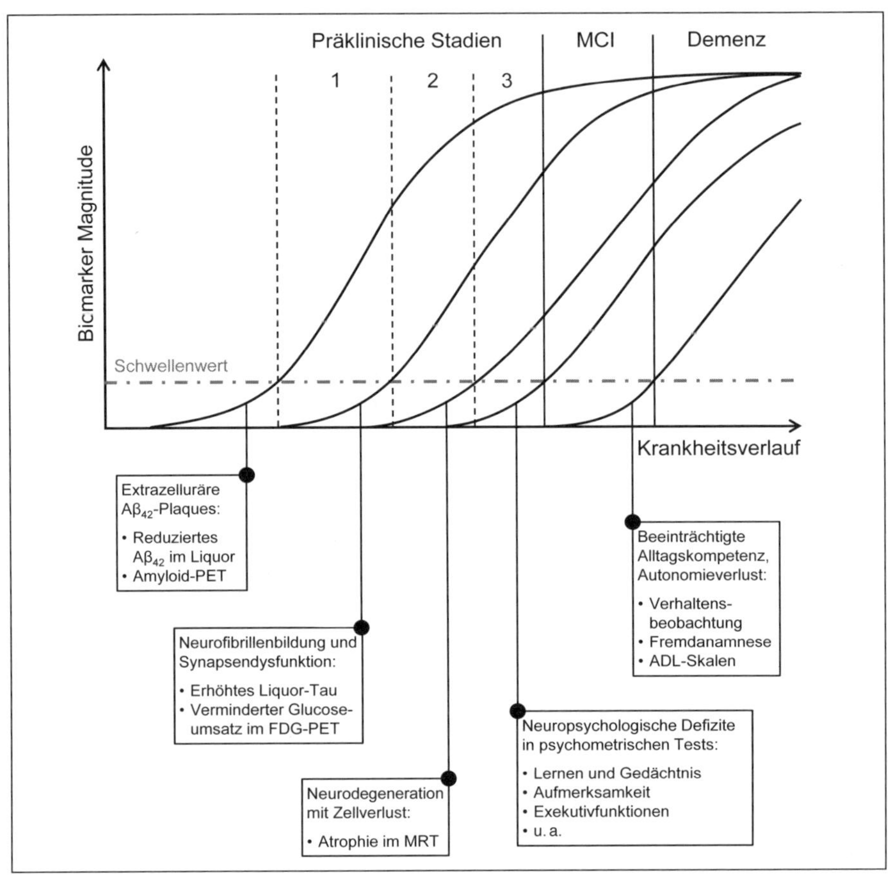

Abbildung 4:
Kaskadenmodell pathologischer dynamischer Prozesse und ihrer Biomarker zur Beschreibung der Entstehung der Alzheimer-Demenz (nach Jack et al., 2010; eigene Abbildung)

- Die pathologischen Prozesse weisen eine charakteristische zeitliche Ordnung auf, die durch geeignete Biomarker abgebildet werden kann.
- An erster Stelle der dynamischen Prozesse steht die Amyloid-Einlagerung, die ihr Plateau schon einige Zeit vor Entstehung klinischer Symptome erreicht.
- Darauf folgen neuronale, insbesondere synaptische Fehlfunktionen und Neurodegeneration, deren Ausmaß mit der klinischen Symptomschwere korrelieren.
- Erst dann setzt eine fortschreitende Hirnatrophie ein, die im weiteren Krankheitsverlauf enger mit kognitiven Defiziten korreliert als jeder andere pathologische Prozess.

Prinzipien und Implikationen des Kaskadenmodells

- Keiner der relevanten Biomarker ist statisch, alle verändern sich unterschiedlich stark über die Zeit, wobei eine jeweils etwa sigmoide Verlaufsform anzunehmen ist. Dies impliziert, dass jeder Marker zu einem anderen Zeitpunkt seinen Schwellenwert überschreitet sowie sein Maximum erreicht. Daraus folgt weiter, dass die vollständige Biomarker-Charakterisierung einer Person zu einem bestimmten Zeitpunkt hinsichtlich Ausprägung und Änderungsgradient verraten würde, in welchem Stadium der Krankheitsentwicklung sich die betreffende Person gerade befindet.

- Jedes Hirnareal durchläuft die zeitliche Ordnung der dynamischen pathologischen Prozesse, allerdings typischerweise nicht gleichzeitig. Synaptische Dysfunktionen (Marker: FDG-PET) treten zuerst im posterioren Cingulum, dann lateral-temporal, dann frontal auf; die Hirnatrophie (Marker: strukturelle MRT) beginnt temporomedial, verläuft dann temporolateral mit Weiterung nach frontal. Daraus ergibt sich ein größerer Informationsgehalt bildgebender Biomarker, die im Gegensatz zu biochemischen Markern (im Liquor) die Veränderungen nicht nur zeitlich, sondern auch räumlich auflösen können.

Kognitive Reserve

Ein interessanter Aspekt des Modells ist auch, dass zwischen der Amyloid-Einlagerung im extrazellulären Raum und dem Beginn der eigentlichen neurodegenerativen Kaskade bis zum Eintreten kognitiver Defizite und sonstiger klinischer Symptome eine interindividuell unterschiedliche Latenz liegen kann, die u. a. von den Kompensationsmechanismen des Gehirns und der kognitiven Reservekapazität abhängig ist. Auch andere, in diesem Modell noch nicht berücksichtigte Faktoren, wie vaskuläre Prozesse, komorbide Proteineinlagerungen anderer Art und genetische Risikofaktoren (ApoE-ε4 Polymorphismen; s. o.) könnten zur interindividuellen Varianz beitragen, mit dem der klinische Phänotyp der Erkrankung schließlich zutage tritt.

Erste gezielte Hypothesentests zum Kaskadenmodell scheinen dieses zu bestätigen (Jack et al., 2011, 2012; Villemagne et al., 2013). Ähnlich differenzierte ätiologische Modelle wurden unseres Wissens für andere neurodegenerativ bedingte Demenzen noch nicht entwickelt, obwohl auch für diese wesentliche Aspekte des ätiopathologischen Verlaufs bekannt sind.

Neuropathologische Besonderheiten der FTLD

Bei den frontotemporalen Lobäratrophien (FTLD) bestehen die typischen neuropathologischen Veränderungen in einer Atrophie des vorderen und unteren Temporallappens bei meist erhaltenen hinteren Temporallappenabschnitten und ausgespartem G. temporalis superior. Die Atrophie erfasst den Neokortex ebenso wie subkortikale Strukturen (Basalganglien, Mandelkern, weiße Substanz) und in vielen Fällen auch die Hippokampusformation. Im Frontallappen atrophieren insbesondere orbitobasale, ventromediale, aber auch dorsolaterale Anteile. Die fokale Atrophie findet sich häufig linksseitig oder bilateral. Die mikroskopischen Befunde (u. a. Neuronenverlust, spongiforme Degeneration, Pick-Körper, Gliose) sind uneinheitlich, die Beziehung zwischen klinischen Symptomen und histopathologischen Subtypen scheint eher gering (Benke & Donnemiller, 2002). Im Gegensatz zur AD findet sich kein cholinerges Defizit, und das Epsilon-4-Allel des Gens für ApoE auf Chromosom 19 scheint kein Risikofaktor zu sein. Allerdings weisen 35 bis 50 % der Fälle eine positive Familienanamnese auf, wobei sich die meisten Mutationen auf Chromosom 17 finden (Diehl-Schmid, 2012).

2.2 Vaskuläre Ereignisse

Definition und Ursachen der vaskulären Demenzen

Unter dem Begriff der *vaskulären Demenzen* (VD) werden alle demenziellen Syndrome zusammengefasst, die auf Erkrankungen der Hirngefäße basieren. Ihr Erscheinungsbild ist sehr heterogen (Übersichten bei Haberl, 2011; Hamann, 2012). Eine Gemeinsamkeit besteht lediglich darin, dass abnorme Durchblutungsverhältnisse zu einer ausgeprägten Minderung der motorischen und/oder kognitiven Leistungsfähigkeit führen. Der wichtigste ätiologische Faktor sind arteriosklerotische Gefäßveränderungen aufgrund von Risikofaktoren wie Hypertonus, Hyperhomozysteinämie, Hyperlipidämie, Diabetes mellitus, Rauchen, übermäßiger Alkoholkonsum sowie Übergewicht und Bewegungsmangel. Auch kardiale Erkrankungen sind häufige Ursachen. Daneben gibt es seltene, genetisch bedingte vaskuläre Demenzen wie die erstmals 1993 beschriebene zerebrale autosomal-dominante Arteriopathie mit subkortikalen Infarkten und Leukenzephalopathie (CADASIL) (Chabriat, Joutel, Dichgans, Tournier-Lasserve & Bousser, 2009), die als Modell subkortikal ischämischer VD betrachtet werden kann.

Versuche zur nosologischen Unterteilung orientieren sich weniger an der Pathogenese als an den betroffenen Gefäßkalibern und den Läsionsorten. Die zerebrovaskuläre Pathologie kann große Arterien betreffen (Makroangiopathie mit multiplen oder strategischen territorialen Infarkten; *large vessel disease*), und/oder kleine Arterien (Mikroangiopathie mit multiplen oder strategischen lakunären Infarkten; *small vessel disease*). Die histopathologischen Veränderungen führen durch die Zerstörung von funktionstragendem Gewebe, die Unterbrechung von Leitungsbahnen und die Beeinträchtigung von Neurotransmittersystemen zu kognitiven und affektiven Beeinträchtigungen sowie u. U. auch zu psychopathologischen Symptomen. Nach Diehl und Kurz (2002) entstehen kognitive Störungen insbesondere dann, wenn sich kortikale und subkortikale Infarkte häufen, bei singulären Infarkten in strategischen Lokalisationen und bei subkortikalen lakunären Infarkten in Kombination mit ausgedehnten Marklagerschäden. Aus diesem Grund unterscheidet man gegenwärtig drei Formen der VD:

Drei Hauptformen der VD

- die Multi-Infarkt-Demenz
- die Demenz bei strategischen Einzelinfarkten und
- die subkortikale vaskuläre Demenz.

Bei der Multi-Infarkt-Demenz führen Verschlüsse großer Gefäße zu multiplen, kortikalen und subkortikalen Hirninfarkten. Der Beginn der Demenz ist plötzlich (nach Schlaganfall, meist mit Neglect sowie motorischen und/oder sensorischen Ausfällen, die sich auch wieder zurückbilden können), der Verlauf gleichbleibend oder progredient. Die kognitiven Störungen sind lokalisationsabhängig und können Amnesie, Apraxie, Aphasie, Agnosie und Agraphie beinhalten. Ein ähnliches Bild ergibt sich für die Demenz bei strategischen Einzelinfarkten, wenn diese *kortikal begrenzt* bleiben; der Verlauf ist dann meist gleichbleibend. Nach *subkortikalen* strategischen Einzelinfarkten äußern sich kognitive Störungen eher im Sinne eines dysexekutiven Syndroms. Dies ist auch der Fall bei der subkortikalen vaskulären Demenz, allerdings ist deren Beginn charakteristischerweise meist schleichend mit langsam progredienten Verlauf.

3 Neuropsychologische Befunde

Im Folgenden werden zentrale neuropsychologische Befunde für die beiden häufigsten Demenzformen Alzheimer-Demenz und vaskuläre Demenz dargestellt. Darüber hinaus werden die in den letzten Jahren verstärkt beachteten Demenzen bei FTLD sowie die leichte kognitive Störung im Sinne des MCI-Konzeptes behandelt.

3.1 Alzheimer-Demenz

Bisher widmeten sich die weitaus meisten neuropsychologischen Demenzstudien der Alzheimer-Demenz. Die bei dieser Demenzform gegenüber gleichaltrigen Gesunden typischerweise auftretenden kognitiven Veränderungen sind daher schon länger bekannt und werden immer noch zutreffend durch die Ergebnisse der Meta-Analyse von Zakzanis, Leach und Kaplan (1999) wiedergegeben, die 199 Studien mit insgesamt 7 156 Alzheimer-Patienten und 8 772 Gesunden auswerteten. In Abbildung 5 werden zum Vergleich und im Vorgriff

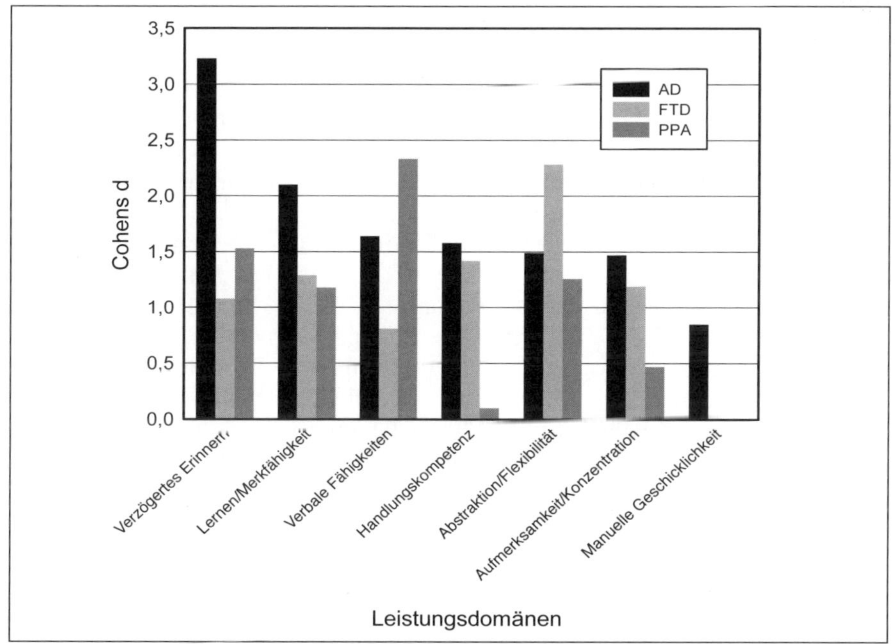

Abbildung 5:
Mittlere Effektstärken (Cohens d) aus einer umfangreichen Meta-Analyse für die Unterschiede zwischen Patienten mit einer Alzheimer-Demenz (AD) und gleichaltrigen Gesunden in sieben übergeordneten kognitiven Funktionsdomänen. Zum Vergleich die Effektstärken aus den analogen Meta-Analysen für Patienten mit Frontotemporaler Demenz (FTD) bzw. Primärer Progredienter Aphasie (PPA) (Daten aus Zakzanis, Leach & Kaplan, 1999; eigene Abbildung)

auf Abschnitt 4.5.4 auch die Effektstärken der analogen Analyseergebnisse für die frontotemporale Demenz (8 Studien mit 88 Patienten und 100 Gesunden) und die primäre progrediente Aphasie (22 Studien mit 55 Patienten und 162 Gesunden) wiedergegeben.

Defizite des verzögerten Abrufs als fast pathognomonisches Zeichen

Bei den Alzheimer-Patienten bestehen gegenüber Gesunden deutliche Defizite über das gesamte Spektrum der Leistungsdomänen. Die hypothetische Verteilungsüberlappung variiert dabei von 50 % (manuelle Geschicklichkeit) bis nur 5 % (verzögertes Erinnern). Beeinträchtigungen des verzögerten Erinnerns sind also ein fast pathognomonisches Zeichen für die AD und insofern richtungsweisend für die Diagnose. Einige der hierher gehörenden Testvariablen erreichten sogar Effektstärken von $d \geq 4.0$ (u. a. WMS-R Gedächtnisquotient, CVLT lang verzögerter freier und gestützter Abruf). Dabei befanden sich die in den Primärstudien eingeschlossenen Patienten überwiegend in einem noch frühen Demenzstadium.

Neuere Untersuchungen bestätigen das soeben gezeichnete Bild (Albert, 2008). Um aber die bei der Alzheimer-*Demenz* auftretenden neuropsychologischen Beeinträchtigungen besser zu verstehen, ist die mehr oder minder typische Verlaufscharakteristik der Alzheimer-*Krankheit* zu beachten. Bezieht man die klinische Verlaufscharakteristik auf die neuropathologische Stadieneinteilung von Braak und Braak (2002; s. o.), so ergibt sich das in Tabelle 5 beschriebene zeitliche Schema.

Zahlreiche Untersuchungen belegen und differenzieren die in Tabelle 5 aufgeführten kognitiven Defizite von AD-Patienten (Übersichten bei Albert, 2008; Jahn, 2012; Salmon & Bondi, 2009). Dabei werden zunehmend auch solche Aspekte erforscht, die bisher wenig Beachtung fanden, etwa feinmotorische Koordinationsstörungen (Slavin et al., 1995), Zahlenverarbeitungs- und Rechenstörungen (Kalbe & Kessler, 2002), Metakognitionen (Retz-Junginger, Supprian, Retz, Rösler & Traue, 2005), Determinanten der Krankheitseinsicht (Ecklund-Johnson & Torres, 2005) und die Rolle kognitiver Reservekapazitäten bei der Kompensation spezifischer Leistungsdefizite (Boyle, Wilson, Schneider, Bienias & Bennett, 2008), um nur einige Beispiele zu nennen.

Neuropsychologische Untersuchung der AD muss differenziert erfolgen

Bei der neuropsychologischen Untersuchung von Patienten mit der Verdachtsdiagnose einer AD sollten immer auch einzelne Funktionsbereiche *differenziert* betrachtet werden. Dies sei am Beispiel der intensiv untersuchten mnestischen Beeinträchtigungen erläutert (allgemein zu Gedächtnis und Gedächtnisstörungen siehe Reihenband von Thöne-Otto & Markowitsch, 2004).

Die frühesten kognitiven Anzeichen einer möglichen Alzheimer-Erkrankung sind fast immer eine leichte Merkschwäche für neue Informationen sowie Wortfindungsstörungen. Diese werden von Betroffenen, Angehörigen und oft auch von Hausärzten zunächst als normale altersassoziierte Leistungseinbußen gedeutet. Eine neuropsychologische Untersuchung erfolgt in vielen Fällen erst, wenn das Stadium einer leichten Demenz bereits erreicht ist. Testpsychologisch imponiert dann bereits eine Beeinträchtigung der *verzögerten* freien Reproduktion von Lernmaterial, während die unmittelbare Merkfähigkeit (Immediatgedächtnis) noch intakt sein kann. Bei wiederholter Vorgabe des Lernmaterials (beispielsweise Wortlisten) ist die Lernmenge geringer und die Lernkurve flacher als bei gleichaltrigen Gesunden. Patienten mit AD zeigen, im Unter-

Tabelle 5:

Neuropathologische und klinische Phasen und Stadien der Alzheimer-Krankheit und typische neuropsychologische Befunde (aus Jahn, 2010)

Neuropathologie ⇒	Transenthorinale Stadien I und II	Limbische Stadien III und IV		Isokortikale Stadien V und VI	
Klinik ⇒	Klinisch stumme Phase	Präklinische Phase	Demenz-Stadium 1 (leicht)	Demenz-Stadium 2 (mittel)	Demenz-Stadium 3 (schwer)
Lernen/ Gedächtnis ⇒	ungestört	diskrete Speicherstörung	Speicherung und Abruf von neuen Informationen eindeutig erschwert, insbesondere verzögerter Abruf und Rekognition, kein Vorteil von Hinweisreizen, Intrusionen	hochgradige Vergesslichkeit, Arbeitsgedächtnis deutlich reduziert, Erinnerungen an eigene Biographie verblassen, prozedurales Gedächtnis aber noch weitgehend intakt	Schwere und multiple kognitive Defizite, alle höheren psychischen Funktionen erlöschen allmählich, Sprache auf wenige Worte reduziert oder Verstummen, Echolalie und Logoklonie. Wichtig: Für nicht verbale Kommunikation bleiben die Patienten weiter empfänglich (affektive Befindlichkeit, emotionale Reaktivität)!
Sprache ⇒	ungestört	leichte Wortfindungs- und Bennenstörungen	unpräziser Ausdruck, (semantische) Wortflüssigkeit reduziert, verändertes Gesprächsverhalten	Paraphrasien, Perseverationen, floskelhafte, inhaltsarme Sprache, Lesen und Schreiben oft nicht mehr möglich	
Aufmerksamkeit ⇒	ungestört	diskrete Störungen komplexer Leistungen (z. B. *dual task*)	tonische und phasische Alertness vermindert, relativ rasche Ermüdbarkeit, Ablenkbarkeit	deutliche Beeinträchtigung fast aller Aufmerksamkeitskomponenten	
Raumverarbeitung ⇒	ungestört	ungestört	Visuokonstruktion diskret bis deutlich beeinträchtigt	Störungen der räumlichen Orientierung und visuell geleiteter Handlungen	
Exekutivfunktionen ⇒	ungestört	ungestört, evtl. sind Flexibilität und Antrieb vermindert	Planen und Handeln bei komplexeren Aufgaben beeinträchtigt, Arbeitsleistung nimmt deutlich ab	induktives und deduktives Denken sowie Erkennen von Zusammenhängen und Planen erheblich eingeschränkt	
Gnosie ⇒	ungestört	ungestört	Gesichterwiedererkennen und Erkennen von Gegenständen erschwert	Prosopagnosie, Balint-Syndrom	
Praxie ⇒	ungestört	ungestört	Ideomotorische Apraxie	Ideatorische Apraxie	

schied selbst zu älteren Patienten mit einem depressiven Demenzsyndrom („Pseudodemenz"), kaum *primacy*-, dafür deutliche *recency*-Effekte beim Wortlistenlernen. Auch profitieren sie kaum von Hinweisreizen (*cueing* mittels Vorgabe von Kategoriennamen). Stattdessen nennen sie oft Worte, die zwar zu der genannten Kategorie gehören, in der ursprünglich zu lernenden Liste aber gar nicht enthalten sind. Die Zahl dieser sogenannten *Intrusionen* kann exzessiv sein. Ebenso ist das korrekte Wiedererkennen gelernter Worte (Rekognition) in einer Liste mit Distraktoren deutlich erschwert – aufgrund einer Ja-Sage-Tendenz, aus der trivialerweise zwar viele korrekte Treffer *(hits)* folgen, jedoch um den Preis vieler falsch positiver Reaktionen, sodass insgesamt eine schlechte Diskriminationsfähigkeit *(discriminability)* vorliegt.

AD-typische Veränderungen mnestischer Funktionen

Die beschriebenen Defizite lassen sich gewöhnlich auch für nonverbales Lernmaterial nachweisen. In dieser Phase können Leistungen des Kurzzeit- bzw. Arbeitsgedächtnisses sowie das semantische und biographische Altgedächtnis noch unbeeinträchtigt sein. Teilweise ist aber auch schon eine reduzierte Merkspanne (z. B. beim Zahlennachsprechen vorwärts und rückwärts oder nonverbal beim Block-Tapping) festzustellen, es bestehen Schwierigkeiten bei der Benennung von Gegenständen, und auch das prospektive Gedächtnis (Erinnerung für eigene Absichten) kann deutlich beeinträchtigt sein.

Indem die Erkrankung voranschreitet, werden die mnestischen Störungen immer gravierender, häufig werden bei wiederholter Vorgabe einer Wortliste nur noch wenige Worte behalten, und es findet kein Lernzuwachs mehr statt. Beim verzögerten freien Reproduzieren und der Rekognition versagen die Patienten völlig. Die Progredienz der mnestischen Störung zeigt sich weiter darin, dass nun auch der Zugang zum Altgedächtnis erschwert ist; semantische Gedächtnisinhalte (Weltwissen) und auch episodisch-biographische Erinnerungen werden lückenhaft, verblassen, zerfallen schließlich ganz. Während die initialen mnestischen Störungen im Sinne einer anterograden Amnesie auf die Isolation des Hippokampus und die zunehmende Atrophie des medialen Temporallappens zurückzuführen sind (Petersen et al., 2000), können die im fortgeschrittenen Krankheitsstadium auftretenden Beeinträchtigungen auch des Altgedächtnisses im Sinne einer retrograden Amnesie Ausdruck einer Störung des Informationsabrufes *(retrieval)* oder auch eines echten Informationsverlustes infolge der Zerstörung weiter Teile der neokortikalen Assoziationsfelder (oder beidem) sein. Evidenz für eine substanzielle Schädigung semantischer Gedächtnisspeicher ergeben sich aus Untersuchungen zur Konsistenz und Item-Spezifität von Minderleistungen über verschiedene Aufgaben hinweg sowie aus multidimensionalen Skalierungstechniken, während ein intaktes semantisches *priming* eher für die Hypothese eines gestörten Informationsabrufes spricht (Perry & Hodges, 1996).

Altgedächtnisstörungen in fortgeschrittenen Krankheitsstadien

Ein weiterer, für die neuropsychologische Diagnostik der AD interessanter Aspekt ist, dass bei Verlaufsuntersuchungen kaum Messwiederholungseffekte zutage treten, die bei Gesunden selbst nach zwei und mehr Jahren noch einzelfallstatistisch signifikant werden (Zehnder, Bläsi, Berres, Spiegel & Monsch, 2007). Davon abgesehen ist ein Charakteristikum der AD, dass selbst in späten Krankheitsstadien das implizite (insbesondere prozedurale) Gedächtnis meist noch erhalten ist, was sich bei der Betreuung und Pflege der Patienten nutzen lässt (s. Kapitel 5).

3.2 Vaskuläre Demenzen

Hauptanhaltspunkte zur Diagnose einer VD

Die Diagnose einer vaskulären Demenz stützt sich auf drei Hauptpunkte: a) das Vorhandensein eines demenziellen Syndroms, b) den anamnestischen, klinischen oder radiologischen Nachweis einer zerebrovaskulären Erkrankung sowie c) einen wahrscheinlichen zeitlichen Zusammenhang zwischen beiden. Allerdings sind die verfügbaren operationalen Diagnosekriterien in vielen Fällen keine Hilfe, weil sie zu wenig Anhaltspunkte geben, unter welchen Umständen vaskulären Befunden eine ursächliche Bedeutung für kognitive Defizite zugeschrieben werden soll (Diehl & Kurz, 2002). Die idealtypisch hervorgehobenen Merkmale eines plötzlichen Beginns und inselförmigen Musters kognitiver Defizite mit im Unterschied zur AD stufenweisen Verschlechterung oder fluktuierendem Verlauf ist in vielen Fällen so nicht zu finden. Vielmehr sind auch nicht progrediente Zustandsbilder mit relativ geringfügiger intellektueller Leistungsminderung sowie langsam fortschreitende Demenzzustände frontaler und subkortikaler Prägung häufig.

Typische neuropsychologische Befunde bei verschiedenen Formen vaskulärer Demenzen listet Tabelle 6 auf. In vielen Fällen besteht neben kognitiven Defiziten eine emotionale Instabilität (rasches Weinen, Rührung bei Filmen oder Fotos in Zeitschriften). Es bleibt aber zu bedenken, dass das klinische Bild und der Verlauf interindividuell sehr variabel sein kann.

Tabelle 6:
Häufige neuropsychologische Defizite bei verschiedenen Arten vaskulär bedingter Demenzen (modifiziert nach Kalbe & Kessler, 2009)

Demenzform	Neuropsychologische Defizite
Multi-Infarkt-Demenz (MID)	
Kortikal	Aphasie, Agnosie, Amnesie, Apraxie
Kortikal-subkortikal	Unterschiedliche Muster, meist einschl. Gedächtnis und Sprache
Strategische Infarktdemenz	
Gyrus angularis	Objektbenennung, Alexie mit Agraphie, Gerstmann-Syndrom, konstruktive Störungen
Nucleus caudatus	Aufmerksamkeit und Gedächtnis, Flexibilität, Wortflüssigkeit, Exekutivfunktionen (Planen, Handlungssteuerung)
Globus pallidus	Gedächtnis, Flexibilität
Thalamus	Gedächtnis, Wortflüssigkeit, mentale Kontrolle und Flexibilität, schlussfolgerndes Denken, Motorik
Demenz bei Small-vessel-Erkrankung	
Status lacunaris	Aufmerksamkeit, Flexibilität, Abstraktion, Wortflüssigkeit
Morbus Binswanger	Aufmerksamkeit und Gedächtnis, Flexibilität, Motorik (einschl. Haltung und Gang)

Die Vielgestaltigkeit vaskulärer Demenzen und die beträchtliche Komorbidität vaskulärer und neurodegenerativer Entstehungsfaktoren erschweren die neuropsychologische Charakterisierung und Differenzialdiagnose (s. Abschnitt 4.5.3) all dieser Demenzformen.

3.3 Frontotemporale Demenzen

Von den beiden bereits dargestellten Prägnanztypen der frontotemporalen Lobärdegenerationen (FTLD) soll im Folgenden die Verhaltensvariante (bv-FTD) näher betrachtet werden, da hierzu bislang die meisten Untersuchungsergebnisse vorliegen. Die Sprachvarianten (LPA, PNFA und SemD) sind neuropsychologisch weniger gut untersucht, oft nur anhand retrospektiver Analysen kleiner Stichproben (z. B. Lange et al., 2012). Diese vergleichsweise seltenen Demenzformen sind allerdings anhand ihrer linguistischen Besonderheiten (s. Abschnitt 1.1.2) relativ gut voneinander und auch von der bvFTD abgrenzbar (Diehl-Schmid, 2012).

Klinische Merkmale der FTD

Klinisches Hauptmerkmal der bvFTD sind – zumindest anfänglich – weniger kognitive Beeinträchtigungen als vielmehr auf das soziale Umfeld befremdlich wirkende Veränderungen von Persönlichkeit und Sozialverhalten. Dabei können zwei Unterformen unterschieden werden. In einer dominieren Enthemmung, gestörte Impulskontrolle, asoziales, aggressives, stereotypes oder ritualistisches Verhalten. In der anderen stehen Apathie, Antriebsverminderung, Passivität, Indifferenz und sozialer Rückzug im Vordergrund, die allerdings von episodischer Umtriebigkeit und Rastlosigkeit unterbrochen werden können. Diese Unterformen charakterisieren weniger verschiedene Patientengruppen als wechselnde Zustände in individuellen Krankheitsverläufen. Häufige psychopathologische Phänomene sind weiter mentale Rigidität und Inflexibilität, fehlende oder unangebrachte emotionale Reaktionen, mangelnde Empathie, sexuelle Enthemmung, hypomanische Züge, mangelnde soziale Distanz, Witzelsucht, Vernachlässigung, Hyperoralität und eine generell geringe bis fehlende Krankheitseinsicht sowie ein insgesamt deutlich reduziertes Urteilsvermögen. Ein instruktives Fallbeispiel einschließlich zugehöriger neuropsychologischer Befunde geben Benke und Donnemiller (2002, S. 245 f.).

Der diagnostische Nutzen kognitiver Untersuchungen wird bei der bvFTD oft infrage gestellt. Einschätzungen des globalen Demenzschweregrades differieren häufig erheblich, und kognitive Kurztests sind diagnostisch weitgehend nutzlos, weil selbst Patienten in Betreuungseinrichtungen unauffällige Punktwerte erreichen können (Gregory & Hodges, 1996).

Neuropsychologische Charakteristika der FTD

Eine Übersicht zur Neuropsychologie frontotemporaler Demenzen (Jenner & Benke, 2002) identifizierte 24 Studien, in denen die Verdachtsdiagnose anhand der Lund-Manchester-Kriterien (meist einschließlich zerebraler Bildgebung) gestellt worden war. In einigen Studien waren auch Patienten mit AD und/oder gesunde Vergleichsprobanden untersucht worden. Deutliche Beeinträchtigungen im Vergleich zu Gesunden fanden sich vor allem in der semantischen oder phonematischen Wortflüssigkeit, weniger in klassischen exekutiven Funktionstests (Stroop-Paradigma, Tower-of-London, WCST) oder in (komplexen) Aufmerksamkeitstests. Das episodische Gedächtnis war nur bei einem Teil der Patienten reduziert, das Kurzzeit- bzw. Arbeitsgedächtnis wenig eingeschränkt oder auch erhalten, wie auch visuell-räumliche Leistungen. Wie Jenner und Benke (2002) resümieren, ist damit das psychometrische Profil von FTD-Patienten im Vergleich zu Gesunden nur schwer zu spezifizieren. Im Vergleich zur AD fanden sich überraschend oft *keine* signifikanten Gruppenunterschiede hinsichtlich exekutiver Leistungen. Das Sprachverständnis beider Gruppen war vergleichbar, hinsichtlich semantischem Gedächtnis und Objektbenennung fanden sich keine konsistent replizierbaren Unterschiede. Ideomotorische Apraxien waren weniger häufig als bei AD, die Visuokonstruktion und komplexe visuell-räumliche Leistungen oft besser. Insgesamt schienen aber die Unterschiede zwischen beiden Patientengruppen bei exekutiven, mnestischen, visuell-räumlichen oder sprachlichen Leistungen wenig zuverlässig replizierbar, mit Ausnahme des tendenziell gegenläufigen Unterschieds in mnestischen bzw. exekutiven Funktionen (zu differenzialdiagnostischen Aspekten im Lichte aktueller Meta-Analysen siehe ausführlicher Abschnitt 4.5.4).

Hemisphärenspezifische Akzentuierungen bei FTD

Innerhalb der Patientengruppe mit FTD zeigen sich in gewissem Umfang die zu erwartenden modalitätsspezifischen kognitiven Leistungsunterschiede je nachdem, welche Hemisphäre stärker von der Atrophie betroffen ist. Bei linksseitiger Akzentuierung sind Benennen und Lesegeschwindigkeit stärker beeinträchtigt, deutlichere Defizite im WCST finden sich bei rechtsseitiger Akzentuierung (Boone et al., 1999). Keine lateralitätsspezifischen Effekte waren in der psychomotorischen Geschwindigkeit, in visuoperzeptiven, visuokonstruktiven oder mnestischen Leistungen nachweisbar.

Eine Besonderheit der neuropsychologischen Untersuchung von Patienten mit bvFTD ist, dass sich die krankheitstypischen Verhaltensauffälligkeiten oft auch in der Untersuchungssituation selbst störend auswirken. Impulsivität, Stereotypien, Ablenkbarkeit u. a. m. erschweren die Untersuchung und gehen als Störeffekte in die Messungen mit ein. Während dies in Forschungsstudien die Reliabilität und Validität der Ergebnisse beeinträchtigen oder gar zu größeren Datenausfällen führen mag, kann die Einzelfalldiagnose davon profitieren.

Die neuropsychologische Untersuchung bleibt aber auch inhaltlich wichtig, um die Diagnose zu erhärten, Anhaltspunkte für die Unterscheidung der FTLD-Prägnanztypen und ihrer sprachlichen Subsyndrome zu gewinnen und ggf. den Verlauf kognitiver Veränderungen quantitativ zu dokumentieren. Pasquier, Lebert, Lavenu und Guillaume (1999) fanden bei FTLD-Patienten über 24 Monate eine deutliche Progression der Verschlechterung exekutiver, sprachlicher und mnestischer Funktionen. Letztere betrafen vor allem das verbale episodische Gedächtnis und das Arbeitsgedächtnis. Ein MMST-Wert von 18 erwies sich als zuverlässiger Prädiktor dafür, dass nach maximal 6 weiteren Monaten eine standardisierte neuropsychologische Testung nicht mehr möglich sein würde.

3.4 Mild Cognitive Impairment

Operationalisierungsprobleme bezüglich MCI

Hinsichtlich der leichten kognitiven Störung – im Sinne rezenter Konzepte der MCI (s. o.) – stellt sich neuropsychologisch derzeit weniger die Frage, wie diese kognitiv zu charakterisieren sei, sondern wie sie *überhaupt definiert* werden kann. Die vier vorgeschlagenen Subtypen der MCI (amnestisch vs. nicht amnestisch, jeweils mit Auffälligkeiten in einer oder mehreren kognitiven Leistungsdomänen) bieten lediglich eine Vorgabe, die bisher nicht ausreichend operationalisiert wurde. Das am häufigsten genannte Abgrenzungskriterium einer Abweichung um anderthalb Standardabweichungen unterhalb des Mittelwertes einer geeigneten Normierungsstichprobe (Nelson & O'Connor, 2008) suggeriert Eindeutigkeit, lässt aber beispielsweise unklar, *welche* Teilaspekte von Lernen und Gedächtnis herangezogen werden sollen, um die amnestischen von den nicht amnestischen Formen der MCI abzugrenzen. Auch müssten hierbei vorbestehende Begabungsschwächen bzw. -stärken und nicht zuletzt auch der Messfehleranteil verwendeter Testverfahren berücksichtigt werden.

Reklassifizierung von MCI-Subtypen je nach Diagnosekriterien

Kochan et al. (2010) untersuchten bei 987 nicht dementen, 70 bis 90-jährigen Einwohnern Sidneys die Prävalenz kognitiver Beeinträchtigung allgemein sowie speziell der vier MCI-Subtypen in Abhängigkeit von der Anwendung verschiedener Beurteilungskriterien auf die Ergebnisse einer neuropsychologischen Untersuchungsbatterie. Die Prävalenz kognitiver Beeinträchtigung rangierte zwischen 4 und 70 % je nach Kriterienkombination. Viele Untersuchungsteilnehmer mussten als unbeeinträchtigt oder aber einem anderen MCI-Subtyp zugehörig reklassifiziert werden, je nachdem, welche der Kriterienkombinationen angewendet wurde. Die Autoren ziehen daraus den Schluss, dass es dringend einer Vereinheitlichung neuropsychologischer Untersuchungsstrategien und Beurteilungsstandards bei der Diagnose der MCI bedarf.

Angesichts dieser Probleme bei der neuropsychologischen Definition der MCI sind Forschungsergebnisse zu inhaltlich weiter reichenden Fragen mit Vorsicht zu behandeln, ganz zu schweigen von ersten Versuchen der Subtypisierung und Verlaufsbeschreibung einer „preMCI" (Loewenstein et al., 2012). Dennoch wurde bereits intensiv untersucht, welche Merkmale die Konversion einer MCI in das klinische Bild einer Demenz vorherzusagen erlauben.

Ein Vergleich von 116 MCI-Probanden, die innerhalb eines 2-Jahres-Zeitraumes eine AD entwickelten, mit 204 MCI-Probanden, bei denen dies nicht der Fall war, identifizierte unter 25 potenziellen Prädiktoren und Risikofaktoren (darunter mehrere Liquor-Biomarker, volumetrische MRI-Analysen und genetischer ApoE-ε4 Status) nur die Volumina des linken Hippokampus und des linken medialen Temporallappens, den ApoE-ε4 Status sowie fünf neuropsychologische Testvariablen als signifikante Konversionsprädiktoren (Gomar, Bobes-Bascaran, Conejero-Goldberg, Davies & Goldberg, 2011). Wurden nur diese signifikanten Prädiktoren in eine schrittweise Regressionsanalyse eingeschlossen, verblieben lediglich das linke mediale Temporallappenvolumen und zwei neuropsychologische Maße für den verzögerten verbalen Gedächtnisabruf im Vorhersagemodell (siehe auch Lekeu et al., 2010; Marcos et al., 2006).

Oft keine Konversion von MCI in Demenz

Dessen ungeachtet bleibt die enorme Variabilität in der Verlaufsbeobachtung der MCI hervorzuheben. Unter 223 Teilnehmern der oben schon erwähnten *Sydney Memory and Ageing Study*, die zu Studienbeginn die Kriterien einer MCI erfüllten und während zweier Jahre *nicht* zu einer Demenz konvertierten, kehrten 66 zu einem Zustand altersadäquater kognitiver Leistungsfähigkeit zurück (Sachdev et al., 2013). Diese Normalisierung war weniger wahrscheinlich bei multiplen kognitiven Beeinträchtigungen, bei mindestens einer moderat bis schwer beeinträchtigten Leistungsdomäne und/oder bei einer auch von den Angehörigen beklagten Merkschwäche. Zu den Merkmalen, die signifikant mit der Normalisierung assoziiert waren, gehörten u. a. eine anspruchsvollere kognitive Betätigung, eine höhere Ausprägung des Persönlichkeitsmerkmals *Offenheit für Erfahrungen*, bessere Sinnesleistungen (Visus und Riechfunktion), ein größeres kombiniertes Volumen des linken Hippocampus und der linken Amygdala sowie eine größere Senkung des diastolischen Blutdrucks. Offensichtlich wird der MCI-Verlauf von den bekannten Risikofaktoren einer Demenzentwicklung beeinflusst (Ravaglia et al., 2006), die in den meisten Konversionsstudien bisher kaum beachtet wurden.

Fazit
Kognitive Defizite scheinen robustere Prädiktoren der Konversion einer MCI in eine Demenz zu sein als die meisten Biomarker. Neurobiologische Krankheitsfaktoren sind hierfür letztlich weniger ausschlaggebend als der tatsächliche Abbau kognitiver Funktionen und eine nachlassende Alltagskompetenz.

4 Diagnostik

Zur Diagnose einer Demenzerkrankung führt ein zweistufiger Entscheidungsprozess:

- Erster Schritt: Nachweis eines Demenzsyndroms
- Zweiter Schritt: Klärung der zugrunde liegenden Ursache.

Demenzdiagnostik als zweistufiger Entscheidungsprozess

Die neuropsychologische Untersuchung von Personen mit Demenzverdacht ist im Rahmen dieses gestuften Entscheidungsprozesses eine *notwendige*, jedoch *nicht hinreichende* diagnostische Maßnahme (Jahn, 2012). Notwendig ist sie, weil die Diagnose einer Demenz *per definitionem* eine Verhaltensdiagnose ist, und die neuropsychologische Untersuchung darauf abzielt, Art und Umfang kognitiver Defizite zu erfassen, die bei demenziellen Erkrankungen typischerweise vorkommen. Die neuropsychologische Untersuchung ist zur Objektivierung von mnestischen und anderen kognitiven Beeinträchtigungen sowie von Verhaltensdefiziten hinsichtlich emotionaler Kontrolle, Sozialverhalten und Motivation unerlässlich und ergänzt den auf Eigen- und Fremdanamnese beruhenden klinischen Eindruck. Damit wird der Einsicht Rechnung getragen, dass zwischen subjektiver Beschwerdeschilderung, ärztlich-klinischem Eindruck und testpsychologischer Leistungsmessung oft kein substanzieller Zusammenhang besteht (Moritz, Ferahli & Naber, 2004).

Diagnostisch relevante Untersuchungsbereiche

Zur Diagnose spezifischer Demenzformen und Demenzursachen bedarf es allerdings über den positiven Nachweis kognitiver Defizite hinaus der Synthese *sämtlicher* diagnostischer Informationen. Diese müssen in mindestens sechs Bereichen erhoben werden (vgl. Tab. 7).

Tabelle 7:
Diagnostisch relevante Untersuchungsbereiche bei Demenzverdacht (modifiziert nach Jahn, 2008a; auf der Basis von Zerfass, Daniel & Förstl, 1997)

	Hinweise auf z. B.	Verdacht auf z. B.
Anamnese und Fremdanamnese	Beginn, Art, Entwicklung der Beschwerden Alkohol, Medikamente, Drogen Familiäre Belastung	⇒ reaktive psychogene Störung ⇒ Intoxikation, Folgeerkrankung ⇒ Alzheimer-Demenz, Chorea Huntington
Psychopathologie	Bewusstseinsstörungen Störungen von Persönlichkeit und Sozialverhalten Depressive oder psychotische Symptomatik	⇒ Verwirrtheitszustand ⇒ Frontallappendegeneration ⇒ „Pseudodemenz“
Neuropsychologie	Keine oder nur leichte Defizite Spezifische Defizite Charakteristische Befundprofile	⇒ Subjektive Störungen/altersassoziierte Defizite ⇒ Aphasie, Apraxie ⇒ Alzheimer-Demenz vs. andere Demenzformen
Neurologie	Herdsymptome und Herdzeichen Extrapyramidalmotorische Symptome Myoklonus	⇒ Vaskuläre Demenz ⇒ Subkortikale Demenz ⇒ Creutzfeldt-Jacob-Erkrankung
Neuroradiologie	Raumforderung Infarkte, Leukoaraiose Liquorabflussstörung	⇒ Blutung, Neoplasie, Abszess ⇒ Vaskuläre oder gemischte Demenz ⇒ Normaldruckhydrozephalus
Labormedizin	BKS, Differenzialblutbild, TPHA, Urinstatus Glukose, Elektrolyte, Transaminasen, Kreatinin Vitamin B12, Folsäure	⇒ infektiös-entzündliche Prozesse ⇒ metabolisch-endokrinologische Genese ⇒ nutritive Genese

4.1 Stellenwert neuropsychologischer Demenzdiagnostik

Stellenwert der Neuropsychologie in Demenzleitlinien

Noch vor 10 Jahren zeigte ein Vergleich von 13 nationalen und internationalen Demenz-Leitlinien (Müller, Wolf, Kiefer & Gertz, 2003), dass für die Diagnostik demenzieller Erkrankungen fast immer auch die routinemäßige Durchführung des Mini-Mental-Status-Tests (MMST; Folstein, Folstein & McHugh, 1975) oder eines vergleichbaren kognitiven Kurztests empfohlen wurde. Eine ausführliche neuropsychologische Untersuchung zogen nur vier Leitlinien im Falle schwieriger differenzialdiagnostischer Fragen in Betracht. Die darin zum Ausdruck kommende Vernachlässigung neuropsychologischer Methoden bei der Untersuchung von Krankheiten, die als Störungen neurokognitiver Prozesse *definiert* sind, überrascht ebenso wie die Erwartung, der neuropsychologische Befund könne die Differenzialdiagnose entscheiden, wenn alle anderen Mittel versagen. Beides wird weder den Möglichkeiten noch den Grenzen neuropsychologischer Demenzdiagnostik gerecht (s. Studienbeispiele).

Medizinische und neuropsychologische Befunde sind komplementär

Da bildgebende Befunde wenig über die Verhaltensrelevanz von Hirnanomalien aussagen (Bigler, 2001), sind medizinische und neuropsychologische Methoden nicht als konkurrierende, sondern als komplementäre Methoden der Demenzdiagnostik anzusehen.

Aktuelle deutsche Demenzleitlinie

Aktuelle evidenzbasierte Qualitätsstandards für Diagnostik und Behandlung demenzieller Erkrankungen setzt hierzulande die *S3-Leitlinie Demenz*, federführend herausgegeben von der Deutschen Gesellschaft für Neurologie (DGN) und der Deutschen Gesellschaft für Psychiatrie, Psychotherapie und Neurologie

Studienbeispiele: Effizienz neuropsychologischer Demenzdiagnostik
Zakzanis (1998): In einer Meta-Analyse von 27 Studien mit insgesamt 619 Alzheimer-Patienten und 659 gesunden Vergleichsprobanden wiesen neuropsychologische Gedächtnistests höhere Effektstärken (Cohens d: $2.05 \leq d \leq 4.47$) für den Vergleich zwischen Patienten und Gesunden auf als strukturelle und funktionelle Bildgebungsbefunde zu hippokampal-temporalen Kortexarealen (MRT: $0.95 \leq d \leq 2.88$/PET: $0.62 \leq d \leq 1.73$/SPECT: $1.31 \leq d \leq 1.71$).
Tschanz et al. (2000): In einer klinischen Verlaufsuntersuchung stimmten die anfänglichen neuropsychologischen Untersuchungsergebnisse in 80 % aller Fälle mit der abschließenden klinischen Demenzdiagnose überein; letztere unter Berücksichtigung eben auch anamnestischer, labormedizinischer, neurologischer und neuroradiologischer Informationen. Darüber hinaus konnten die neuropsychologischen Testergebnisse in Verbindung mit einer Globaleinschätzung der Beeinträchtigung des täglichen Lebens mehr als 90 % aller untersuchten Probanden korrekt als dement bzw. nicht dement klassifizieren.
Schmand et al. (2011): Im Rahmen einer multizentrischen Kohortenstudie (ADNI – *Alzheimer's Disease Neuroimaging Initiative*) wurde die Eignung verschiedener Biomarker zur diagnostischen Unterscheidung von Patienten mit AD (N = 91), MCI (N = 179) und Gesunden (N = 105) untersucht. Neuropsychologische Testergebnisse erzielten vergleichbar hohe korrekte Klassifikationsraten wie strukturelle MRT-Befunde (84 % vs. 82 %), während FDG-PET und Amyloid- bzw. Tau-Bestimmung im Liquor schlechter abschnitten (76 % vs. 73 %). Die Diskriminationsfähigkeit der drei letztgenannten Biomarker nahm im höheren Lebensalter (≥ 75 Jahre) deutlich ab, was für neuropsychologische Tests und MRT-Volumetrie nicht galt.
Wagner et al. (2012): Im Rahmen des *Deutschen Kompetenznetz Demenz* wiesen 74 (40 %) von 185 Probanden mit MCI ein Alzheimer-typisches Verhältnis der beiden Liquor-Biomarker $A\beta_{1-42}$ und Tau auf. Am besten trennte zwischen den beiden biochemisch definierten MCI-Subgruppen der *Free and Cued Selective Reminding Test* (FCSRT; freier und gestützter Abruf), der zudem die Klassifikationsgenauigkeit der $A\beta_{1-42}$/Tau-Ratio im Liquor im Hinblick auf die spätere Entwicklung einer AD signifikant verbesserte.

(DGPPN) (DGPPN & DGN, 2010; verfügbar auch unter: http://www.awmf.org/leitlinien/detail/ll/038-013.html; Zugriff: 26.07.2013). Insgesamt 25 weitere Fachgesellschaften haben daran mitgewirkt, darunter die Deutsche Gesellschaft für Psychologie (DGPs) und die Gesellschaft für Neuropsychologie (GNP). Als relevante diagnostische Verfahren werden darin neben einer ausführlichen Anamnese, einer körperlichen und psychopathologischen Untersuchung sowie ggf. ergänzenden labordiagnostischen, bildgebenden und genetischen Untersuchungen auch kognitive Kurztests genannt, darüber hinaus *nur für bestimmte Fragestellungen* ausführliche neuropsychologische Untersuchungen.

Die zentralen Aussagen zur neuropsychologischen Diagnostik finden sich in den Synopsen der Leitlinien-Empfehlungen 6, 7, 8 und 9.

Empfehlung 6 fordert bereits für die Erstdiagnose eine Quantifizierung der kognitiven Leistungseinbuße. Für die ärztliche Praxis seien einfache und zeitökonomische Tests (als Beispiele werden MMST, DemTect, TFDD und Uhrentest genannt) „geeignet, um das Vorhandensein und den ungefähren Schweregrad einer Demenz“ zu bestimmen. Aufgrund ihrer begrenzten Sensitivität bei leichtgradiger und fraglicher Demenz seien diese Verfahren allerdings zur Differenzialdiagnostik verschiedener Demenzen ungeeignet. Empfehlung 7 betont das Primat der ärztlichen Untersuchung „unter Einschluss eines internistischen, neurologischen und psychopathologischen Befundes“ mit der Verwendung von Kurztests zur „Schweregradabschätzung der kognitiven Leistungsstörung“. Erst Empfehlung 8 geht auf ausführliche neuropsychologische Tests ein, die „bei fraglicher oder leichtgradiger Demenz zur differenzialdiagnostischen Abklärung“ eingesetzt werden sollten. Weiter heißt es dort:

Empfehlungen zur Verfahrensauswahl

„Die Auswahl der geeigneten Verfahren richtet sich im Einzelfall nach der Fragestellung, dem Krankheitsstadium und der Erfahrung des Untersuchers. Beeinflussende Variablen, wie z.B. prämorbides Funktionsniveau, Testvorerfahrung, Ausbildungsstatus und soziokultureller Hintergrund oder Sprachkenntnisse, müssen berücksichtigt werden. Im Rahmen der vertieften neuropsychologischen Früh- und Differenzialdiagnostik sollten möglichst unter Zuhilfenahme von standardisierten Instrumenten u.a. die kognitiven Bereiche Lernen und Gedächtnis, Orientierung, Raumkognition, Aufmerksamkeit, Praxie, Sprache und Handlungsplanung untersucht werden“ (DGPPN & DGN, 2010; aus Synopse zur Leitlinien-Empfehlung 8).

Empfehlung 9 schließlich gibt Hinweise zur Durchführung neuropsychologischer Verlaufsuntersuchungen (zeitlicher Abstand von mindestens 6 Monaten, weniger nur bei rascher Progredienz, Bevorzugung von Paralleltests, Berücksichtigung von Reliabilitätsaspekten und Testwiederholungseffekten).

Problematischer Status kognitiver Kurztests

Deutlicher als in früheren Leitlinien wird damit auf den begrenzten Nutzen kognitiver Kurztests hingewiesen, die andererseits dennoch bei keiner Demenzdiagnose fehlen sollen. Indem die mangelnde Sensitivität dieser Verfahren nur im Hinblick auf differenzialdiagnostische Probleme betont wird, bleibt weiter unterstellt, sie seien jedenfalls geeignet, „das Vorhandensein und den ungefähren Schweregrad einer Demenz“ (s.o.) zu bestimmen (s. dazu ausführlicher Abschnitt 4.4.3). Nicht nur angesichts der gegenwärtigen Entwicklung hin zu einer möglichst frühzeitigen Diagnosestellung, eventuell sogar zur Identifizierung präklinischer Vorstadien (MCI-Konzept), erscheint dies problematisch. Denn in logischer Konsequenz ergibt sich aus der begrenzten Sensitivität kognitiver Kurztests die paradoxe Schlussfolgerung, dass *unabhängig* von ihrem Ergebnis bei bestehendem Demenzverdacht *immer* eine ausführliche neuropsychologische Untersuchung erfolgen sollte, Kurztests also eigentlich überflüssig seien. In der Realität hausärztlicher und ambulant-nervenärztlicher Versorgungspraxis wäre der routinemäßige Einsatz kognitiver Kurztests im Sinne eines neuropsychologischen Minimalstandards zwar weiterhin wünschenswert – er zeigt Hilfe suchenden Patienten, dass ihre Beschwerden ernst genommen werden, kann der ersten groben Orientierung dienen und auf einsichtige Weise die Notwendigkeit einer weiteren diagnostischen Abklärung unterstreichen. In spezialisierten Einrichtungen aber haben kognitive Kurztests u. E. lediglich eine den Verlauf dokumentierende Funktion *(staging)*. Demgegenüber leisten ausführlichere neuropsychologische Untersuchungen wertvolle Beiträge zur

Beiträge der Neuropsychologie zur Demenzdiagnostik

- Klärung der Frage, ob ein Demenzsyndrom überhaupt vorliegt
- Früherkennung demenzieller Entwicklungen
- Differenzialdiagnostik verschiedener Demenzformen und Demenzursachen
- Erfassung des Demenzschweregrades
- Beobachtung des Krankheitsverlaufes (Veränderungsmessung, Prognose)
- Effektivitätsprüfung pharmakologischer und anderer Interventionen
- Klärung von Rechtsfragen (Geschäfts-, Schuld- und Testierfähigkeit)
- Anpassung von Behandlungsplänen an die Bedürfnisse und Möglichkeiten der betroffenen Patienten und ihrer Familien *(case management)*.

Die neuropsychologische Untersuchung dient also immer definierten Zielen und sollte im Hinblick auf diese Ziele angemessen gestaltet werden.

4.2 Diagnostisches Vorgehen

4.2.1 Voraussetzungen

Recht auf Nichtwissen

Patienten. Grundlegende Voraussetzung ist die Teilnahmebereitschaft. Lehnt ein Patient die Untersuchung ab, muss auf die Durchführung verzichtet werden, da Testergebnisse unter diesen Umständen nicht aussagekräftig sind. Unter ethischem Gesichtspunkt ist das „Recht des Kranken auf Nichtwissen" (Kurz, 2002, S. 32) zu beachten. Weitere, in der Praxis häufig nicht genügend beachtete Voraussetzungen psychometrischer Leistungstests sind gerade bei älteren Menschen ein ausreichend korrigierter Visus, der Ausschluss von Hörschwächen sowie von motorischen Defiziten, welche die Fähigkeit zur Testbearbeitung beeinträchtigen können. Nicht sinnvoll ist eine neuropsychologische Untersuchung während eines akuten Delirs, unter neu angesetzten bzw. hoch dosierten Psychopharmaka, oder in Demenzstadien, in denen kein Instruktionsverständnis mehr gegeben ist. Bei fortschreitender Demenz ersetzen Verhaltensbeobachtung und Fremdeinschätzung zunehmend die standardisierte psychometrische Leistungsdiagnostik. Auch hierfür stehen geeignete Instrumente zur Verfügung (Rösler, Frey, Retz-Junginger, Supprian & Retz, 2003).

Ist neuropsychologische Diagnostik delegierbar?

Untersucher. Die scheinbar einfache Beschaffenheit kurzer Screening-Instrumente, aber auch die in der Psychodiagnostik selbstverständliche Manualisierung komplexer Testverfahren erwecken den Anschein, als sei die Anwendung derartiger Tests voraussetzungslos und beliebig delegierbar. Tatsächlich muss die eigentliche Testdurchführung nicht unbedingt vom Neuropsychologen geleistet werden; das damit beauftragte Hilfspersonal sollte aber in jedem Fall von Neuropsychologen geschult und supervidiert werden. Die Umsetzung einer klinischen Fragestellung in eine konkrete neuropsychologische Untersuchungsstrategie unter Berücksichtigung aller Vorinformationen und individuellen Besonderheiten des Patienten (Untersuchungsplanung), die Auswahl geeigneter Untersuchungsinstrumente (Testindikation), vor allem aber die Bewertung der quantitativen Ergebnisse und ihre Integration zu einem Gesamtbild, das die Beantwortung der Ausgangsfragestellung erlaubt (Ergebnisinterpretation und Befundung) verlangen spezielle psychodiagnostische und neuropsychologische Fachkenntnisse, ohne die es leicht zu Fehlurteilen kommt. Dies gilt insbesondere für schwierige (differenzial-)diagnostische Fragestellungen und bei Verwendung komplexer Testbatterien.

Verfügbarkeit neuropsychologischer Diagnostik

Setting. Neuropsychologische Diagnostik *lege artis* ist bisher nur in spezialisierten Einrichtungen möglich, da in der medizinischen Primärversorgung die fachlichen, personellen und zeitlichen Voraussetzungen fehlen. Möglicherweise würde der durch Neuropsychologen geschulte Einsatz kognitiver Kurztests zusammen mit wenigen, aber gezielten (fremd-)anamnestischen Fragen (z. B. Explorationsmodul Demenz, EMD; Calabrese, 2002) helfen, demenzielle Entwicklungen schon in der Hausarztpraxis zuverlässiger zu erkennen. Allerdings stehen unzureichende Liquidationsmöglichkeiten kognitiver Kurztests deren stärkerer Verbreitung entgegen, und im Hinblick auf die mangelnde Sensitivität dieser Instrumente dürfte der Nutzen für die Früherkennung ohnehin begrenzt sein. Insofern sollte eher die Anamnese und nicht das Screening-Ergebnis Anlass einer Weiterüberweisung sein (Jahn, 2012; Werheid, 2011). Nur an spezialisierten Facheinrichtungen (Gedächtnissprechstunden, Memory-Kliniken, Alzheimer-Zentren) können bei entsprechenden personellen Voraussetzungen die Möglichkeiten der neuropsychologischen Diagnostik ausgeschöpft werden. Tatsächlich ist dieser Versorgungssektor in den vergangenen 20 Jahren deutlich ausgebaut worden.

4.2.2 Ablauf und Umfang

Die neuropsychologische Untersuchung als Prozessgeschehen

Nicht nur die Demenzdiagnostik *in toto*, auch die neuropsychologische Untersuchung als Teil von ihr ist ein mehrstufiger Prozess, der einerseits vorstrukturiert und geplant, andererseits genügend flexibel gehandhabt werden muss. Ein Flussdiagramm (s. Einsteckkarte) verdeutlicht, dass neuropsychologische Untersuchungen nicht nur aus dem „Testen" besteht, sondern ein komplexer Prozess ist, der nur in seiner Gesamtheit zielführend sein kann.

Ausgehend von bereits vorliegenden Informationen (Krankheitsvorgeschichte, aktuelle Beschwerden, medizinische Befunde) müssen Fragestellung und Ziele der Untersuchung präzisiert und hypothesengeleitet eine geeignete Vorgehensweise festgelegt werden. Sofern nicht nur ein kurzes Screening beabsichtigt ist, kommt der Frage der Testindikation und Testkombination besondere Bedeutung zu. Die Menge verfügbarer Tests verlangt die kontinuierliche Beobachtung des Angebotes und die eingehende Prüfung infrage kommender

Instrumente hinsichtlich ihrer Eignung für definierte Ziele der Demenzdiagnostik. Die Auswahl der Tests oder Testvarianten muss individuelle Patientenmerkmale berücksichtigen wie eingeschränktes Sprachverständnis, Farbenblindheit oder mangelnde Vertrautheit mit Computern.

Testen muss flexibel sein

Häufig ergeben sich erst im Laufe der Untersuchung Probleme mit der Durchführbarkeit einzelner Tests, z. B. aufgrund von Überforderung, Konzentrationsschwankungen oder spontaner Ablehnung. Auch können Zwischenergebnisse die Ausgangshypothese verändern und den Einsatz anderer oder zusätzlicher Tests nahelegen. Die nötige Flexibilität im Umgang mit diesen Problemen hängt entscheidend von der neuropsychologischen und psychodiagnostischen Expertise, aber auch von der allgemeinen klinischen Erfahrung des Diagnostikers ab.

Bedeutung von Testwiederholungseffekten

Bei Verlaufsuntersuchungen ist an Testwiederholungseffekte zu denken, die für viele neuropsychologische Messinstrumente ausgeprägter sind als gemeinhin angenommen (Calamia, Markon & Tranel, 2012). Sie verlangen entweder ausreichend lange Zeitintervalle (in der Regel mindestens ein halbes Jahr), den Einsatz von Parallelformen, oder – wenn diese nicht verfügbar sind und die Verlaufsuntersuchung dennoch erforderlich erscheint – eine entsprechend vorsichtige Ergebnisinterpretation. Dass gerade das *Ausbleiben* von Testwiederholungseffekten ein Spezifikum von Demenzpatienten und damit diagnostisch aussagekräftig sein könnte (Zehnder et al., 2007), ist bereits erwähnt worden.

Umfang neuropsychologischer Diagnostik

Zu der Frage, wie ausführlich die neuropsychologische Untersuchung bei der Demenzdiagnostik sein sollte, gibt es unterschiedliche Auffassungen. Dass die Mehrzahl nationaler und internationaler Demenz-Leitlinien die routinemäßige Durchführung des MMST oder eines vergleichbaren Kurztests für in der Regel ausreichend hält, ist oben bereits dargestellt und kritisiert worden. In einem Konsensus-Papier der deutschsprachigen Memory-Kliniken (Diehl et al., 2003) wurde als akzeptable Minimallösung für den ersten diagnostischen Schritt, die Identifikation des Demenzsyndroms, in psychometrischer Hinsicht die Kombination eines neueren Screeningverfahrens wie dem DemTect (Kessler, Calabrese, Kalbe & Berger, 2000) oder dem TFDD (Ihl et al., 2000) mit dem MMST und dem Uhrentest (Shulman, 2000) oder aber die Verwendung der neuropsychologischen Testbatterie des *Consortium for the Establishment of a Registry for Alzheimer's Disease* (CERAD; Welsh et al., 1994) empfohlen. Unseres Erachtens sollte immer mindestens die Durchführung der CERAD-Testbatterie (s. u.) versucht werden.

Zusammenfassung

Die neuropsychologische Untersuchung von Patienten mit Demenzverdacht umfasst über die standardisierte psychometrische Testung hinaus eine Selbst- und möglichst auch Fremdanamnese sowie die Verhaltensbeobachtung. Der jeweils optimale Umfang des testpsychologischen Teils richtet sich nach den durchaus *unterschiedlichen* Funktionen solcher Untersuchungen im Rahmen der Behandlung demenzkranker Patienten. Im Einzelfall sind die Zielsetzung der Untersuchung einerseits und die Kooperationsbereitschaft und Belastbarkeit des Patienten andererseits gegeneinander abzuwägen.

4.2.3 Empfehlungen zum Umgang mit demenzkranken Patienten

Umgang mit demenzkranken Patienten

Die Untersuchung der kognitiven Leistungsfähigkeit von Personen mit Demenzverdacht verlangt auf Seiten des Diagnostikers neben technischem Können auch viel Einfühlungsvermögen. Gerade für bereits deutlich beeinträchtigte Patienten kann es hochgradig unangenehm sein, mit den eigenen Schwächen konfrontiert zu werden. Abwehr, Verärgerung, Verweigerung sind häufige Reaktionen, die bei zu sehr mit technischen Aspekten beschäftigten Untersuchern leicht zum Abbruch der Untersuchung führen. Altersunterschiede, auch Geschlechtsunterschiede zwischen Patient und Untersucher können die Beschämung verstärken. Daher sollte die Untersuchungssituation im Sinne einer konstruktiven gemeinsamen Arbeitssituation gestaltet werden, wie dies auch in anderen Anwendungsbereichen zum Selbstverständnis einer professionell betriebenen Psychodiagnostik gehört. Dabei sollten speziell im Hinblick auf Demenzpatienten einige Gestaltungsprinzipien beachtet werden (siehe Einsteckkarte), die sich in der Praxis bewährt haben (s. auch Ivemeyer & Zerfass, 2006; S. 47 f.).

4.3 Diagnostische Verfahren und Dokumentationshilfen

Im Folgenden werden – ohne Anspruch auf Vollständigkeit – zunächst standardisierte neuropsychologische Leistungstests aufgeführt, die unabhängig davon, wo sie entwickelt wurden, im deutschen Sprachraum einsetzbar sind. Berücksichtigt werden (1) kognitive Kurztests *(screenings)*, wie sie in Forschung und Praxis besonders verbreitet sind, (2) speziell für die Demenzdiagnostik entwickelte, mehr oder minder umfangreiche Testbatterien sowie (3) herkömmliche neuropsychologische Einzeltests (einschließlich geeigneter Untertests aus Testbatterien), die aufgrund ihrer psychometrischen Güte und ihrer Altersnormierung ebenfalls für den gerontoneuropsychologischen Einsatz in Frage kommen und sich sowohl miteinander als auch mit Kurztests und Demenztestbatterien kombinieren lassen. Sodann werden (4) exemplarisch einige Selbst- und Fremdeinschätzungsskalen genannt, die sich entweder ebenfalls auf kognitive Leistungseinbußen oder auf andere diagnosewichtige Aspekte wie Alltagskompetenz und Verhaltensauffälligkeiten beziehen. Übersichten zu psychodiagnostischen Verfahren in der Demenzdiagnostik finden sich auch in Ivemeyer und Zerfass (2006), Kieckebusch (2010) sowie Rösler et al. (2003).

4.3.1 Kognitive Kurztests

Rationale kognitiver Kurztests

Diese Gruppe von Verfahren soll möglichst zeitökonomisch einen orientierenden Eindruck vom kognitiven Status eines Probanden vermitteln. Die Auswertung besteht meist in der Addition von Punktwerten aus den einzelnen Fragen oder Aufgaben zu einem zusammenfassenden Summenwert. Dieser wird anhand eines Schwellenwertes als auffällig oder unauffällig interpretiert, der von den Testautoren selbst oder in der Literatur auf Basis von Patientenstichproben als zweckmäßig vorgeschlagen wurde. Insofern nehmen kognitive Kurztests meist weder auf bevölkerungsrepräsentative Referenzwerte (normative Diagnostik), noch auf die individuelle prämorbide Leistungsfähigkeit (ipsative Diagnostik) Bezug. Grund dafür dürfte die Annahme sein, die in kognitiven Kurztests verlangten Leistungen seien so beschaffen, dass sie von allen neurologisch gesunden Erwachsenen erbracht werden können, sodass bei auffallend schlechtem Ergebnis im Umkehrschluss auf eine Demenz geschlossen werden könne. Beides ist jedoch nicht immer der Fall, wie Untersuchungen zum Einfluss von Alter, Geschlecht, Bildungsniveau und prämorbider Intelligenz auf die Ergebnisse gängiger Kurztests demonstrieren (Alves, Simoes, Martins, Freitas & Santana, 2013; Crum, Anthony, Bassett & Folstein, 1993).

Vorzüge des und Kritik am MMST

Zweifellos das bekannteste dieser Verfahren ist der schon erwähnte Mini-Mental-Status (MMS) bzw. Mini-Mental-Status-Test (MMST; engl. auch *Mini-Mental State Examination*, MMSE), der ursprünglich als einfache Methode zur raschen Schweregradeinschätzung kognitiver Defizite bei Patienten mit Demenzverdacht entwickelt wurde (Folstein et al., 1975). Der MMS inspirierte zahlreiche Instrumente ähnlicher Art, von denen Tabelle 8 lediglich eine Auswahl auflistet.

Vorzüge des MMS, die seine weite Verbreitung erklären, sind die einfache, kosten- und zeitökonomische Durchführbarkeit, die auch bei wenig geschultem Hilfspersonal hinreichende Standardisierung gewährleistet, und seine Funktion als Kommunikationsstandard zwischen Behandlern. Dem stehen einige häufig kritisierte Mängel gegenüber (Dunn, Owen & Sahakian, 2000; Kringler, 2005; Merten, 1999):

- Geringe Sensitivität für weniger ausgeprägte kognitive Defizite
- Mangelnde Bildungsfairness: falsch-negative Diagnosen bei hohem Bildungsstand bzw. falsch-positive Diagnosen bei niedrigem Bildungsstand
- Mangelnde Kulturfairness
- Fehlende inhaltliche Fundierung: funktional heterogene Items, die zu einem Summenwert zusammengefasst werden, dadurch
- keine differenzierte Beurteilung der kognitiven Leistungsfähigkeit einer Person.

Uneinheitliche Grenzwerte für Demenzschweregrade

Wiederholt wurden alters- und bildungskorrigierte Auswertungen vorgeschlagen (Crum et al., 1993), doch dominiert nach wie vor die Ergebnisbeurteilung anhand von Schwellenwerten. Die aktuellen S3-Leitlinien beispielsweise definieren verschiedene Schweregrade der AD anhand folgender MMS-Summenwertintervalle: keine (27–30), leichte (20–26), moderate bzw. mittelschwere (10–19), schwere Demenz (0–9). In der Literatur finden sich verschiedene andere Schwellenwerte, darüber hinaus existieren mehr als 10 verschiedene Varianten des MMS mit teilweise unterschiedlichen Aufgabenschwierigkeiten (Kaiser, Gusner-Pfeiffer, Griessenberger & Iglseder, 2009). Beides hat uneinheitliche Bewertungen zur Folge. Für den deutschen Sprachraum liegt eine alters-, geschlechts- und bildungskorrigierte Normierung des MMS im Rahmen der CERADplus-NTB vor (s. u.), die zum allgemeinen Gebrauch empfohlen werden kann.

Tabelle 8:
Neuropsychologische Untersuchungsinstrumente: Kognitive Kurztests

Testkürzel	Testnamen	Quellenangaben	Kennwerte/ Parallelformen	Durchführungsdauer in Min.	Anmerkungen
ACE-R	Addenbrooke's Cognitive Examination – Revised	Alexopoulos et al. (2010)	6/nein	15	Gesamtwert (0–100) aus 5 Komponentenwerten. Dem MMST hinsichtlich Sensitivität und Differenzierungsfähigkeit AD vs. FTD überlegen
CDT	Clock Drawing Test (Uhren-Test)	Seigerschmidt, Mösch, Siemen, Förstl & Bickel (2002)	1/nein	2–5	Prüft vor allem visuell-räumliche Organisation und abstraktes Denken; zahlreiche Auswertungsvarianten (Pinto & Peters, 2009)
DemTect	DemTect zur Unterstützung der Demenz-Diagnostik	Kessler et al. (2000)	1/nein	8–10	Fünf Aufgaben zu (Arbeits-)Gedächtnis, Flexibilität und Wortflüssigkeit; getrennte Auswertung für unter bzw. über 60-Jährige
MMST	Mini-Mental-Status-Test	Kessler, Markowitsch & Denzler (1990)	1/nein	5–10	Bekanntestes und am weitesten verbreitetes Demenzscreening; 0–30 Punkte; (uneinheitliche) Grenzwerte zur globalen Schweregradeinschätzung
MNDS	Modifiziertes Neuropsychologisches Defizit-Screening	Lang, Balan, Blunk & Heckmann (2002)	16/ nein	20–25	Weiterentwicklung des NDS von 1987; Summenwert aus 15 (auch separat betrachteten) Einzelaufgaben
MoCA	Montreal Cognitive Assssment	Nasreddine et al. (2005)	1/nein	10	13 zum Teil mehrgliedrige Aufgaben aus verschiedenen kognitiven Leistungsdomänen (max. 30 Punkte +1 wenn ≤12 Ausbildungsjahre)

Tabelle 8:
Fortsetzung

Test-kürzel	Testnamen	Quellen-angaben	Kenn-werte/ Paral-lelfor-men	Durch-füh-rungs-dauer in Min.	Anmerkungen
RDST	Rapid Dementia Screening Test	Kalbe, Calabrese, Schwalen & Kessler (2003)	3/nein	3–5	Semantische Wortflüssigkeit (Supermarktaufgabe) und Zahlentranskodierung (arabische Ziffern in Zahlenworte und vice versa) gehen in einen alterskorrigierten Gesamtwert ein
SKT	Kurztest zur Erfassung von Gedächtnis- und Aufmerksamkeitsstörungen	Erzigkeit (2007)	3/5	10–15	9 zeitbegrenzte Untertests; Normwerte für 6 Altersgruppen und 3 Intelligenzniveaus; auch international in Gebrauch
TFDD	Test zur Früherkennung von Demenzen mit Depressionsabgrenzung	Ihl et al. (2000)	2/nein	5–10	Enthält u. a. Uhren-Test; ein kognitiver Kennwert und einer für selbst- und fremdbeurteilte Depressivität
3MS-R	Modified Mini Mental State Examination – Revised	Alexopoulos, Nadler, Cramer, Herpertz & Kurz (2007)	1/nein	15	Auf 34 Items stark erweiterte Version des MMST mit höherer Sensitivität und Bildungskorrektur (max. 100 Punkte)

Anmerkung: Bei ursprunglich nicht deutschsprachigen Verfahren beziehen sich die Quellenangaben auf die (autorisierte) Erstveröffentlichung oder eine zentrale Validierungsstudie der deutschsprachigen Adaptation

Alternative kognitive Kurztests

Neuere Kurztests versuchen die genannten Einschränkungen zu überwinden, indem trotz weiterhin zeitökonomischer Durchführung beispielsweise eine höhere Sensitivität für bestimmte kognitive Störungen angestrebt wird (Ismail, Rajji & Shulman, 2010). Ein Beispiel dafür ist das *Montreal Cognitive Assessment* (MoCA; deutschsprachige Version unter http://www.mocatest.org), das im Vergleich zum MMS eine jeweils höhere Sensitivität für die Identifikation einer AD und insbesondere einer MCI zu haben scheint (Nasreddine et al., 2005). Trotz der vergleichsweise guten psychometrischen Eigenschaften des MoCA korrelieren dessen Teilaufgaben nur unzureichend mit domänenspezifischen Faktorenwerten aus umfangreicheren neuropsychologischen Untersuchungen, sodass von einer Ergebnisinterpretation über den globalen Summenwert des Verfahrens hinaus abzuraten ist (Moafmashhadi & Koski, 2013).

Wie eine Übersicht über 39 kognitive Kurztests zeigte (Cullen, O'Neill, Evans, Coen & Lawlor, 2007), sind die meisten nur unzureichend hinsichtlich ihrer psychometrischen Gütekriterien untersucht, einschließlich ihrer Validität in denjenigen Populationen, in denen sie vorzugsweise eingesetzt werden sollen, sei es primär beim Hausarzt, in bestimmten klinischen Settings oder im Rahmen epidemiologischer Untersuchungen (s. auch Appels & Scherder, 2010).

4.3.2 Testbatterien

Tabelle 9 führt die bisher eigens für die neuropsychologische Demenzdiagnostik entwickelten Testbatterien auf.

ADAS Die *Alzheimer's Disease Assessment Scale* (ADAS) besteht aus insgesamt 21 Testaufgaben bzw. Interview-Items, die der Erfassung kognitiver Defizite

Tabelle 9:
Neuropsychologische Untersuchungsinstrumente: Testbatterien

Test-kürzel	Testnamen	Quellen-angaben	Kenn-werte/ Paral-lelfor-men	Normie-rung N/ Alters-bereich	Anmerkungen
ADAS	Alzheimer's Disease Assessment Scale	Ihl & Weyer (1993)	9/5	217/ k.A.	Deutsche Bearbeitung des international verbreiteten Verfahrens; 9 Aufgaben im kognitiven Testteil (ADAScog), darüber hinaus klinisches Interview und Verhaltensbeobachtung; Parallelversionen nur für freie Wortreproduktion und für Wortwiedererkennen
CERAD-plus-NTB	Neuropsychologische Testbatterie des *Consortium to Establish a Registry for Alzheimer's Disease* (CERAD)	Thalmann et al. (2000)	18/ nein	1100/ 49–92	Autorisierte und um drei Aufgaben erweiterte deutschsprachige Fassung der CERAD-Testbatterie (Welsh et al., 1994) mit geschlechts-, alters- und bildungskorrigierten Normen. Für Fachleute frei erhältliche Testmaterialien mit Manual und Excel-gestützter Auswertungsdatei unter www.memoryclinic.ch

Tabelle 9:
Fortsetzung

Testkürzel	Testnamen	Quellenangaben	Kennwerte/ Parallelformen	Normierung N/ Altersbereich	Anmerkungen
DT	Demenz-Test	Kessler, Denzler & Markowitsch (1999)	8/nein	505/ k.A.	Zu den 8 Untertests gehören MMST, Ischämie-Score und ein Fremdrating des Alltagsverhaltens; wird trotz fehlender Parallelformen von den Autoren auch zur Verlaufsmessung empfohlen
NAI	Nürnberger-Alters-Inventar	Oswald & Fleischmann (1999)	11/5	2688/ 55–96	4 tempo- und 7 gedächtniszentrierte Leistungsprüfungen; daneben 2 Fremd- und 5 Selbstbeurteilungsfragebögen u. a. zu Alltagsaktivitäten und Lebensqualität; einige Subtests haben weniger als 5 Parallelformen; spezielle Vergleichswerte für verschiedene Demenzformen; zahlreiche Übersetzungen
SCIP	Severe Cognitive Impairment Profile	Monsch et al. (2005)	9/nein	keine/ o.A.	Erfasst mehrere Funktionsbereiche in verschiedenen Schwierigkeitsgraden; besonders geeignet für die neuropsychologische Untersuchung schwer dementer Patienten; Summenwert (max. 248) differenziert selbst noch zwischen Patienten mit MMST=0
SIDAM	Strukturiertes Interview für die Diagnose einer Demenz vom Alzheimer-Typ, der Multiinfarkt- (oder vaskulären) Demenz und Demenzen anderer Ätiologie nach DSM-III-R, DSM-IV und ICD-10	Zaudig et al. (1996)	11/ nein	1024/ 60–90	Neben Gesamtscore (SISCO) 10 Subskalen im kognitiven Leistungsteil. Erlaubt eine kategoriale und syndromale Demenzdiagnostik

Anmerkung: Normierungsangabe beim SIDAM entsprechend Neunormierung von Luck, Zaudig, Wiese und Riedel-Heller (2007)

(ADAS-Cog mit max. 70 Punkten) sowie nicht kognitiver Symptome und Auffälligkeiten (ADAS-NonCog mit max. 50 Punkten) dienen. Zusätzlich erfolgt aufgrund der Verhaltensbeobachtung während der Untersuchung ein Expertenrating hinsichtlich Konzentration und Ablenkbarkeit, Kooperation, Ausdrucksfähigkeit, Sprachverständnis und Wortfindungsstörungen. Aus dem kognitiven und dem nicht kognitiven Teil der Untersuchung kann zwar ein Summenwert gebildet werden, doch richtet sich die Verlaufsbeurteilung meist allein nach den kognitiven Beeinträchtigungen. Das Hauptanwendungsgebiet der international sehr verbreiteten ADAS bzw. ihres neuropsychologischen Teils, ADAS-Cog, sind wissenschaftliche Verlaufsuntersuchungen und Therapiestudien. In der klinischen Einzelfalldiagnostik ist dieses Instrument weniger gebräuchlich.

CERADplus-NTB

Die neuropsychologische Testbatterie des *Consortium for the Establishment of a Registry for Alzheimer's Disease* (Welsh et al., 1994) zielt auf die Erfassung von Hirnleistungsstörungen, die bei der Demenz vom Alzheimer-Typ im Vordergrund stehen, nämlich Störungen des Gedächtnisses, der Sprache, der konstruktiven Praxie und der Orientierung. Ursprünglich beinhaltete sie 8 Untertests, aus denen sich 11 Leistungskennwerte ergaben. Eine autorisierte deutschsprachige Version (CERAD-NTB) wurde an der Geriatrischen Universitätsklinik Basel entwickelt (Thalmann et al., 2000). Sie wurde inzwischen um drei Untertests erweitert (CERADplus-NTB), damit exekutive Funktionsstörungen besser erfasst werden können. Damit empfiehlt sich die CERADplus-NTB nun auch für die Untersuchung anderer Demenzformen, namentlich den FTLD. Die Untersuchung dauert zwischen 30 und 45 Minuten. Das Testmaterial einschließlich Manual und Normen sowie eine Excel-gestützte Auswertungshilfe können von der Internetadresse http://www.memoryclinic.ch/tests bezogen werden. Über Anwendungserfahrungen berichten methodenkritisch Satzger et al. (2001). Umfangreiche Ergebnisse zur Validierung der Testbatterie im Rahmen einer Multi-Center-Studie beschreibt Aebi (2002). Verschiedene Methoden zur Berechnung eines Gesamtwertes vergleichen Ehrensperger, Berres, Taylor und Monsch (2010a). Mit der CERAD-Testbatterie wurde ein international weithin akzeptiertes Untersuchungsinstrument etabliert, das einerseits die methodischen Mängel kognitiver Kurztests (s. o.) vermeidet, andererseits aber hinreichend einfach und zeitökonomisch ist, um in der klinischen Praxis sowie in transnationalen Studien eine einheitliche Falldefinition zu gewährleisten.

Demenztest (DT)

Beim Demenz-Test (DT), erstmals 1988 vorgestellt, handelt es sich um eine originär deutschsprachige Entwicklung zur neuropsychologischen Demenzdiagnostik. Diese kurze Testbatterie wurde einige Jahre viel verwendet, inzwischen aber weitgehend von der CERAD-Testbatterie abgelöst.

NAI

Das Nürnberger-Alters-Inventar (NAI) wurde nicht primär für die Demenzdiagnostik, sondern für den breiteren Einsatz im Bereich der Gerontoneuropsychologie geschaffen. Seine Stärken liegen im modularen Aufbau, der eine flexible Kombination verschiedener Untertests (und begleitender Fragebogen) erlaubt, in der umfangreichen Altersnormierung sowie in der Tatsache, dass die meisten Untertests in bis zu fünf Parallelversionen existieren. Das NAI ist daher besonders gut für Verlaufsuntersuchungen eignet.

SCIP

In fortgeschrittenen Demenzstadien sind Testbatterien wie die oben genannten meist nicht mehr durchführbar. Die deutsche Adaptation des *Severe Cognitive*

Impairment Profile (SCIP) ermöglicht demgegenüber anhand von 8 Subskalen (Verhalten, Aufmerksamkeit, Sprache, Gedächtnis, motorische Koordination, Konzeptbildung, Rechnen, visuell-räumliche Fähigkeiten) sowie einem Gesamtpunktwert (0 bis 248) die neuropsychologische Leistungsdiagnostik selbst noch bei schwer dementen Patienten. Das Verfahren differenziert bei ausgezeichneten Inter-Rater-Reliabilitäten sogar zwischen Patienten mit Summenwerten von 0 im MMST. In diesem untersten Messbereich kognitiver Beeinträchtigung ist eine an gesunden Probanden orientierte Normierung weder sinnvoll noch nötig. Das Fehlen einer solchen Normierung ist daher kein Nachteil für den Einsatz des Verfahrens im Sinne seines Hauptzwecks, der individuellen Verlaufsdiagnostik kognitiver Veränderungen im bereits fortgeschrittenen Demenzstadien.

SIDAM

Auch das Strukturierte Interview für die Diagnose einer Demenz vom Alzheimer-Typ, der Multiinfarkt- (oder vaskulären) Demenz und Demenzen anderer Ätiologie nach DSM-III-R, DSM-IV und ICD-10 (SIDAM) ist ein gemischtes Assessment, das aus einem kognitiven Testteil und einem nicht kognitiven Interviewteil besteht. Angestrebt wird ein diagnostisches Gesamturteil, das sich vor allem an den Demenzdiagnosekriterien des ICD-10 orientiert. Wie bei der ADAS kann der kognitive Testteil gesondert angewendet werden. Er umfasst die Bereiche Orientierung, Kurz- und Langzeitgedächtnis, abstraktes Denken und Urteilsvermögen, Aphasie, Apraxie sowie Agnosie und beinhaltet auch den MMST. Insgesamt können hier 55 Punkte erreicht werden. Leider fehlen bewährte Testaufgaben der Demenzdiagnostik wie etwa eine Wortflüssigkeitsaufgabe oder eine verbale Lernaufgabe mit verschiedenen Abrufmodalitäten einschließlich Wiedererkennen. Für den Interviewteil ist eine Fremdanamnese nicht nur optional, sondern obligatorisch vorgesehen. Das SIDAM beansprucht, die Differenzialdiagnose zwischen AD und VD zu ermöglichen, weshalb auch die Hachinski- und die Rosen-Skala integriert wurden. Ähnlich wie bei der ADAS dominiert die Ergebnisbeurteilung anhand von Grenzwerten. Eine aktualisierte, bevölkerungsrepräsentative, alters- und bildungsspezifische Normierung des SIDAM Gesamtwertes und der 10 kognitiven Subskalen findet sich bei Luck, Zaudig, Wiese und Riedel-Heller (2007).

4.3.3 Funktionsspezifische Einzeltests

Flexible Battery Approach als neuropsychologischer Untersuchungsansatz

Noch aufwendiger als die Verwendung von Demenztestbatterien ist die fallweise Kombination funktionsspezifischer Einzeltests entsprechend dem auch in anderen Bereichen der Neuropsychologie verwendeten *Flexible Battery Approach*. Hierbei werden zur Bearbeitung häufig wiederkehrender (differenzial-)diagnostischer Fragestellungen bestimmte, als tauglich erachtete Verfahren zu einer Testbatterie kombiniert, die aber nicht in starrer Weise angewendet, sondern in jedem Einzelfall je nach Erfordernis angepasst wird, oft sogar noch während der laufenden Untersuchung. Diese Vorgehensweise setzt allerdings die Verfügbarkeit einer entsprechend großen Testauswahl sowie besondere neuropsychologische und psychometrische Expertise voraus. Ist beides vorhanden, liegt es nahe, diesen bewährten Ansatz auch auf die Demenzdiagnostik anzuwenden. Allerdings kommen hierfür nur solche Einzeltests guter Qualität in Betracht, die eine entsprechend breite Altersnormierung aufweisen, was für viele Tests leider nicht der Fall ist. Einige Verfahren, die sich für den *Flexible Battery Approach* auf dem Gebiet der Demenzdiagnostik eignen, sind (ausführliche Beschreibungen mit Quellenangaben in Jahn, 2013; Schellig, Drechsler, Heinemann & Sturm, 2009):

- *Lernen und Gedächtnis:* Benton-Test (BT), Computerisierter Gedächtnis- und Aufmerksamkeitstest München (CGT-M), Diagnostikum für Cerebralschädigung (DCS-II), Verbaler bzw. Nonverbaler Lerntest (VLT/NVLT), Rivermead Behavioral Memory Test (RBMT) sowie die jüngst erschienene deutsche Adaptation der Wechsler Memory Scale – Fourth Edition (WMS-IV)
- *Aufmerksamkeit:* Alterskonzentrationstest (AKT), Frankfurter Aufmerksamkeitsinventar (FAIR-2), Untertests Alertness und Geteilte Aufmerksamkeit aus der Testbatterie zur Aufmerksamkeitsprüfung (TAP)
- *Raumverarbeitung:* Rey Complex Figure Test (RCFT, der auch die nonverbal-figurale Merkfähigkeit unmittelbar und verzögert prüft), Testbatterie für visuelle Objekt- und Raumwahrnehmung (VOSP)
- *Exekutivfunktionen:* Behavioral Assessement of the Dysexecutive Syndrome (BADS), Farbe-Wort-Interferenztest nach Stroop (FWIT), Wisconsin Card Sorting Test, insbesondere in seiner modifizierten Form (M-WCST), Perseverationstest (PERSEV), Turm-von-London (TL-D), Untertests Arbeitsgedächtnis, Flexibilität und GoNogo ebenfalls aus der Testbatterie zur Aufmerksamkeitsprüfung (TAP)
- *Sprache:* Aachener Aphasietest (AAT), Regensburger Wortflüssigkeitstest (RWT).

Intelligenztests in der Demenzdiagnostik

Auch an Untertests aus Intelligenztestbatterien ist hier zu denken. Beispielsweise können mit der Buchstaben-Zahlen-Folge (BZF) aus der deutschen Adaptation der Wechsler Adult Intelligence Scale – Fourth Edition (WAIS-IV; Petermann, 2012) sehr gut das Arbeitsgedächtnis (ohne Zeitdruck), mit dem Mosaiktest (MT) auf fast spielerische Weise Visuokonstruktion und Raumverarbeitung und mit dem Untertest Bilder ordnen (BO) das noch vorhandene Verständnis für (soziale) Handlungsabläufe untersucht werden.

Testkombination bewusst gestalten

Bei der Zusammenstellung von Einzeltests zu eigenen Demenztestbatterien ist darauf zu achten, Aufgabeninterferenzen zu vermeiden. Sieht beispielsweise ein verbaler Lern- und Gedächtnistest eine zeitliche Unterbrechung zwischen Lernphase und unmittelbarer Wiedergabe einerseits und verzögerter Wiedergabe andererseits vor und will man diese Lücke aus Gründen der Zeitökonomie mit anderen Tests füllen, so sollten die eingeschobenen Tests weder Gedächtnisleistungen verlangen noch verbales Stimulusmaterial beinhalten.

Im Allgemeinen wird man Einzeltestverfahren nur dann für Zwecke der Demenzdiagnostik kombinieren, wenn es um die Früherkennung von Demenzsyndromen geht oder um schwierige differenzialdiagnostische Fragen, insbesondere bei Personen mit hohem prämorbiden Leistungsniveau, bei denen zu erwarten ist, dass selbst Verfahren wie die CERADplus-NTB zu wenig aussagekräftig sein könnten. In solchen Situationen können sogar Testverfahren hilfreich sein, für die noch keine ausreichende Altersnormierung verfügbar ist, beispielsweise die deutschsprachige Adaptation des *California Verbal Learning Test* (CVLT; Niemann, Sturm, Thöne-Otto & Willmes, 2008). Bei über 60-jährigen Probanden kann man behelfsweise die amerikanischen Originalnormen heranziehen, um die sehr differenzierten Auswertungsmöglichkeiten dieses Tests zumindest orientierend zu nutzen (Bachetzky & Jahn, 2005; Jahn, 2009).

Einschränkend muss zum *Flexible Battery Approach* gesagt werden, dass in seinem Rahmen die einzelfallstatistische Absicherung psychometrischer Profilanalysen nicht möglich ist, weil diese die Konormierung aller Testvariablen voraussetzt.

4.3.4 Ratingskalen und Fragebögen

IQCODE zur Fremdeinschätzung kognitiver Veränderungen

Insbesondere bei Erstvorstellungen von Patienten mit Demenzverdacht ist es sinnvoll, die neuropsychologische Testdiagnostik durch eine standardisierte Fremdeinschätzung kognitiver Veränderungen anhand des *Informant Questionnaire on Cognitive Decline in the Elderly* (IQCODE) zu ergänzen (Jorm, 2004). Die Einschätzung muss durch eine enge Bezugsperson erfolgen, die den Patienten seit mindestens 10 Jahren (Beurteilungszeitraum) gut kennt. Anhand konkreter instrumenteller Alltagshandlungen werden vor allem Veränderungen verbaler und nonverbaler Gedächtnis- und Intelligenzleistungen erfasst. Neben der jeweils übersetzten Original- und Kurzversion des IQCODE mit 26 bzw. 16 Items ist speziell im deutschen Sprachraum auch eine ultrakurze Version mit nur 7 Items verfügbar, die ebenfalls noch gute psychometrische Eigenschaften aufweist (Ehrensperger, Berres, Taylor & Monsch, 2010b; Wolf et al., 2009).

Globalskalen zur Einschätzung des Demenzschweregrades

Als weitere für die Demenzdiagnostik nützliche Ratingskalen und Fragebögen (nähere Informationen mit Quellenangaben u. a. in CIPS – Collegium Internationale Psychiatriae Scalarum, 2005; Ivemeyer & Zerfass, 2006) sind hier als Globalskalen zur Einschätzung des Schweregrades einer Demenz das *Clinical Dementia Rating* (CDR) und die *Global Deterioration Scale* (GDS) zu nennen, beides Fremdbeurteilungen. Das CDR markiert das Stadium des kognitiven Abbaus, indem die Beurteilungen von insgesamt sechs Funktionsbereichen zusammengefasst werden (Gedächtnis, Orientierung, Urteilsvermögen und Problemlösung, Leben in der Gemeinschaft, Haushalt und Hobbys, Körperpflege). Die GDS unterscheidet sieben Ausprägungsgrade (Stufen) von keine über fragliche, geringe, mäßige, mittelschwere, schwere bis sehr schwere kognitive Leistungseinbußen, zu deren Operationalisierung jeweils ausführliche Beschreibungen als Urteilsanker vorgegeben werden.

Standardisierte Erfassung psychopathologischer Symptome

Zur standardisierten Erfassung psychopathologischer Symptome und Verhaltensabweichungen können bei demenzkranken Patienten syndromübergreifend das Neuropsychiatrische Inventar (NPI), die *Behavioral Pathology in Alzheimer's Disease Rating Scale* (BEHAVE-AD), die *Behavior Rating Scale for Dementia* des *Consortium to Establish a Registry for Alzheimer's Disease* (CERAD-BRSD) und die *Nurses' Observation Scale for Geriatric Patients* (NOSGER) eingesetzt werden. Die nicht kognitiven Teile der ADAS und des SIDAM wurden bereits erwähnt. Darüber hinaus existieren zahlreiche Ratingskalen und Fragebögen für spezifischere Verhaltensauffälligkeiten wie Apathie, Agitiertheit usw. Speziell depressive Verstimmungszustände können als Selbstbeurteilung mit der Geriatrischen Depressionsskala (GDS) sowie fremddiagnostisch mit der

Dementia Mood Assessment Scale (DMAS) und der *Cornell Scale for Depression in Dementia* (CSDD) erfasst werden.

Aktivitäten des täglichen Lebens

Da die Diagnose einer Demenz voraussetzt, dass bereits Beeinträchtigungen des täglichen Lebens bestehen, ist die Beurteilung der Alltagskompetenz unverzichtbar. Unterschieden werden basale Alltagsaktivitäten wie Körperpflege, Ankleiden und Nahrungsaufnahme (*activites of daily living* – ADL) und anspruchsvollere Alltagsaktivitäten wie Haushaltsführung und Regelung finanzieller Angelegenheiten (*instrumental activites of daily living* – IADL). Neuerdings tritt – dem vermehrten Bedarf an Frühdiagnostik entsprechend – das Konzept der *complex activities of daily living* (CADL) hinzu, das noch komplexere Aufgaben umfasst wie die Planung von Unternehmungen und Reisen, berufliche oder berufsähnliche (z. B. ehrenamtliche) Tätigkeiten sowie soziale Aktivitäten und Autofahren.

Der Schwerpunkt der meisten hierfür verfügbaren Instrumente wie etwa der *Bayer-Activities of Daily Living Scale* (B-ADL), die in vielen klinischen Studien zur Medikamentenprüfung verwendet wurde, liegt auf den basalen Alltagsaktivitäten. Für Patienten mit leichtgradiger Demenz oder MCI ist diese Skala nicht sensitiv genug, hier eignet sich eher die ADCS-MCI-ADL-Skala (Perneczky et al., 2006).

Zusammenfassung

Kurztests eignen sich für eine ökonomische globale Schweregradeinschätzung kognitiver Defizite bei schon bekannter Demenz. Wegen mangelnder Sensitivität und Störungsspezifität sind sie weder zur Früherkennung demenzieller Erkrankungen noch zur Beantwortung differenzialdiagnostischer Fragestellungen tauglich; bei alleiniger Verwendung besteht die Gefahr diagnostischer Fehlentscheidungen. Für die neuropsychologische Demenzdiagnostik stehen statt dessen mehrere spezielle Testbatterien zur Verfügung. Alternativ kann wie in anderen Anwendungsfeldern der Neuropsychologie der *Flexible Battery Approach* gewählt werden, der eine differenzierte Leistungsdiagnostik insbesondere zur Früherkennung und bei differenzialdiagnostisch unklaren Fällen erlaubt. Die Fremdeinschätzung kognitiver Defizite sowie von Beeinträchtigungen des täglichen Lebens und Depressivität wird durch erprobte Fragebogen und Ratingskalen erleichtert.

4.4 Befundung

Nachfolgend werden einige grundsätzliche Aspekte der neuropsychologischen Befundung im Rahmen der Demenzdiagnostik behandelt, einschließlich möglicher Fehlurteile und Wege zu ihrer Vermeidung.

4.4.1 Prämorbides Leistungsniveau

Prämorbide Intelligenzniveaus mittels Sozialformeln schätzen

Der Nachweis einer beginnenden Demenz setzt den Vergleich des *aktuellen* kognitiven Leistungsniveaus mit dem früheren, *prämorbiden* Leistungsniveau voraus. Dies ist besonders bei der Früherkennung ein Problem von erheblicher praktischer Bedeutung. Prämorbide neuropsychologische Untersuchungsergebnisse sind in aller Regel nicht vorhanden. Eine grobe Einschätzung der aktuellen Ergebnisse im Hinblick auf den höchsten erreichten Schulabschluss oder den zuletzt ausgeübten Beruf ist das zu fordernde absolute Minimum. Informativer ist die ausführliche Anamnese der schulischen, beruflichen und sozialen Entwicklung, bei der auch Lieblingsfächer, Noten, berufliche Erfolge, Hobbys, ehrenamtliche Tätigkeiten sowie ggf. besondere kognitive und soziale Anforderungen zur Sprache kommen. Darüber hinaus ermöglichen auf empirischer Basis entwickelte Sozialformeln eine quantitative Schätzung des verbalen und globalen prämorbiden Intelligenzniveaus (Jahn et al., 2013). Dieser Ansatz hat den Vorteil, dass seine Ergebnisse von aktuellen Testleistungen unabhängig sind. Der für den gleichen Zweck als vermeintlich robuster Indikator kristalliner Intelligenz gerne eingesetzte Mehrfachwahl-Wortschatz-Test (MWT-B) weist diesen Vorteil nicht auf und gibt schon in frühen Demenzstadien so sehr nach, dass seine Eignung als Schätzer des prämorbiden Intelligenzniveaus fraglich erscheint (Hessler, Jahn, Kurz & Bickel, 2013; Kessler, Fast & Mielke, 1995).

4.4.2 Interpretation von Messwerten und Messwertdifferenzen

Probleme der Definition auffälliger Testwerte

In der Praxis der neuropsychologischen Demenzdiagnostik wird auf das Vorliegen eines kognitiven Defizits geschlossen, wenn die Leistung eines Probanden einen bestimmten Schwellenwert unterschreitet, sei es ein Grenzwert in einem Screening oder ein bestimmter Abstand vom Durchschnittswert einer Referenzpopulation in einem normierten Test. Diese Vorgehensweise ignoriert eine Grundannahme der Klassischen Testtheorie, wonach die gemessene Leistung nicht mit der wahren Merkmalsausprägung identisch, sondern durch (unsystematisch einwirkende) Fehlerquellen beeinflusst ist. Eine angemessenere Beurteilung von Testergebnissen verlangt die Berücksichtigung der Standardmessfehler und damit der Reliabilitäten der jeweils benutzten Testverfahren. Analoges gilt für die Beurteilung von Differenzen zwischen Ergebnissen verschiedener Tests zu einem Zeitpunkt sowie für Differenzen zwischen Ergebnissen desselben Tests (oder paralleler Tests) zu verschiedenen Zeitpunkten (Veränderungsmessung), wobei im letztgenannten Fall auch Testwiederholungseffekte zu berücksichtigen sind.

4.4.3 Kognitive Profilanalyse

Kognitive Profilanalysen, beispielsweise im Rahmen der CERAD-Testbatterie (Barth, Schönknecht, Pantel & Schröder, 2005), liefern insbesondere im Hinblick auf die Früherkennung und Differenzialdiagnostik demenzieller Syndrome wichtige Informationen. Wie leicht Fehlurteile drohen, wenn nur die Ergebnisse kognitiver Kurztests betrachtet werden, sei anhand eigener CERADplus-NTB Profile von acht Patientinnen und Patienten illustriert, die erstmals wegen der Verdachtsdiagnose einer Demenz untersucht wurden.

Psychometrische Profilanalysen helfen diagnostische Fehlurteile vermeiden

Die in den Profilverläufen der Abbildungen 6 und 7 dargestellten z-Werte sind entsprechend der Normierung der Testbatterie jeweils alters-, geschlechts- und bildungskorrigiert. Daher sind die Skalenwerte des MMS trotz teilweise identischer Rohwertsummen nicht immer ganz deckungsgleich. Die Darstellung als z-Werte (mit den einheitlichen Mittelwerten 0 und Standardabweichungen ± 1) ermöglicht den direkten Vergleich zwischen allen Untertests unabhängig von der ursprünglichen Skalierung der Rohwerte, gleichzeitig ist so die Fairness der Leistungsbeurteilung jeder Person im Vergleich zu der für sie relevanten Bezugsgruppe (nach Geschlechtszugehörigkeit, Altersstufe und Bildungsniveau als der für diese Testbatterie hauptsächlich relevanten Einflussgrößen) gesichert.

In der linken Hälfte von Abbildung 6 erreichten eine 74-jährige Patientin (A. F.; verwitwete Hausfrau, Volksschule, V. A. beginnende Demenz bei vorbekannter rezidivierender Depression) und ein 71-jähriger Patient (A. S.; geschiedener Gaststättenbesitzer, Volksschule, V. A. Demenz nach überstandener schwerer Pneumonie mit Delir) jeweils den maximal möglichen MMS-Summenwert von 30 Rohwertpunkten. Allein auf dieser Grundlage würde man eine Demenz in beiden Fällen ausschließen.

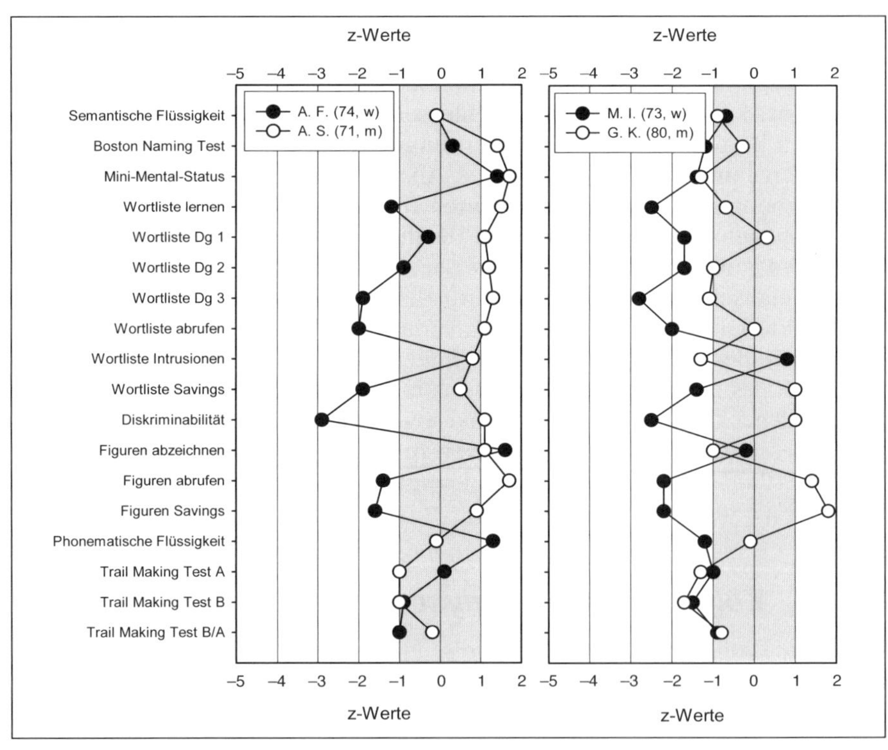

Abbildung 6:
CERADplus-NTB Profile von zwei Patienten mit MMS = 30 (linke Seite) und zwei Patienten mit MMS = 27 (rechte Seite)

Tatsächlich sind aber die psychometrischen Profilverläufe in beiden Fällen höchst unterschiedlich. Nur bei dem Patienten rangieren sämtliche Ergebnisse im ausnahmslos durchschnittlichen bis (leicht) überdurchschnittlichen Leistungsbereich, die Patientin liegt abgesehen vom MMS nur in vier Leistungsvariablen etwa gleichauf (semantische Wortflüssigkeit, Wortliste Intrusionen, Figuren abzeichnen, Trail Making Test B). In 13 Variablen bestanden bedeutsame Unterschiede: Aufgrund eines anderen verbalen Lernverlaufs (Wortliste Durchgang 1 bis Durchgang 3) fiel die verbale Gesamtlernmenge (Wortliste lernen) bei A. F. leicht unterdurchschnittlich aus. Während A. S. die Wortliste auch verzögert gut abrufen konnte (Wortliste abrufen) und einen hohen Prozentsatz der beim letzten Lerndurchgang erinnerten Worte erneut erinnerte (Wortliste Saving), zeigten sich bei A. F. deutliche Defizite, wobei auch sie durchaus nicht zu Intrusionen neigte, also keine Worte „erinnerte", die in der Lernliste gar nicht vorkamen (Wortliste Intrusionen).

Der größte Unterschied im Umfang von vier Standardabweichungen bestand hinsichtlich der Diskriminabilität im Rekognitionsversuch. Hierbei handelt es sich um ein abgeleitetes Maß, das die Anzahl richtiger und falscher Reaktionen

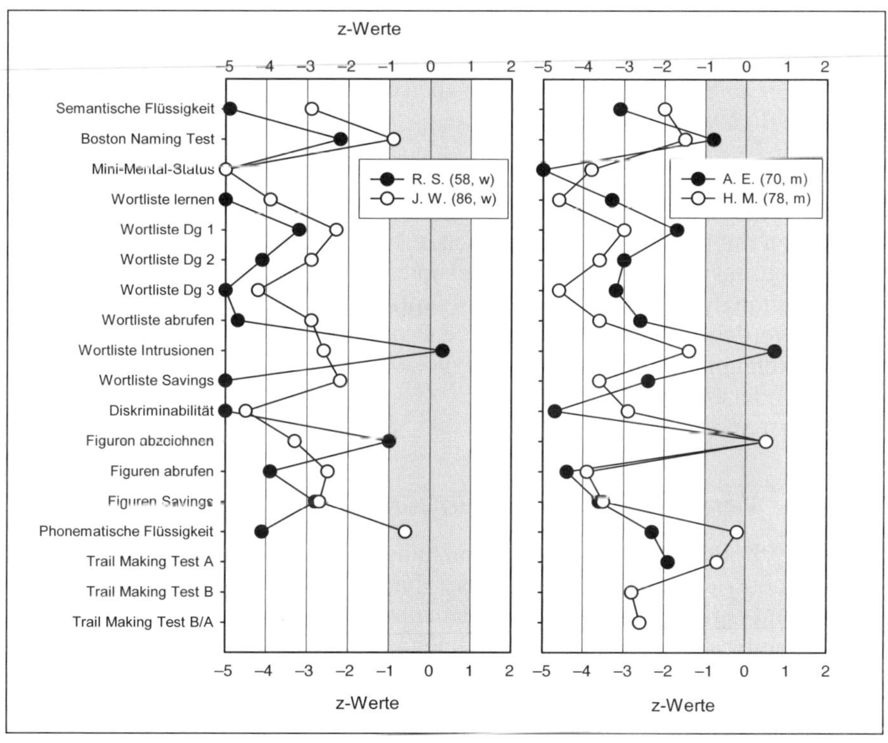

Abbildung 7:
CERADplus-NTB Profile von zwei Patienten mit MMS = 11 (linke Seite) und zwei Patienten mit unterschiedlichen MMS Rohwertsummen (rechte Seite: A. E. mit MMS = 15/H. M. mit MMS = 23)

beim Wiedererkennen der ursprünglich zu lernenden 10 Worte unter 10 Distraktoren zueinander in Beziehung setzt. Schließlich fand sich bei Patientin A. F. auch eine nonverbale Merkfähigkeitsschwäche (Figuren abrufen und Figuren Savings), obwohl auch sie eine knapp überdurchschnittliche Fähigkeit zur Visuokonstruktion (Figuren abzeichnen) demonstrierte. Insgesamt bestand bei Patientin A. F. ein bereits generalisiertes Gedächtnisdefizit, wobei das besonders schlechte Abschneiden im Rekognitionsversuch auf das Vorliegen einer Speicher- und nicht nur einer Abrufstörung hinweist. Dieser für rein depressive Störungen untypische Befund (s. u.) machte die Verdachtsdiagnose eines neurodegenerativen Hirnprozesses wahrscheinlicher, der in der Folge auch mittels Bildgebung bestätigt wurde.

In ähnlicher Weise demonstrieren die Kurven in Abbildung 6 (rechts) und Abbildung 7 (links) teilweise stark differierende Profilverläufe bei jeweils identischen MMS-Rohwertsummen (27 bzw. 11). Bemerkenswert ist zum Beispiel, dass selbst bei einem MMS-Wert von 11 in einzelnen CERAD-Testvariablen durchaus noch (knapp) normentsprechende Ergebnisse möglich sind (Abbildung 7: Boston Naming Test und Phonematische Wortflüssigkeit bei Patientin J. W./Wortliste Intrusionen und Figurenabzeichnen bei Patientin R. S.). Die rechte Seite von Abbildung 7 schließlich zeigt die Profilverläufe bei zwei Patienten mit *unterschiedlichen* MMS-Ergebnissen (A. E.: 15/H. M.: 23). Entgegen der Erwartung schnitt Patient A. E. in 9 von 18 Variablen gleich gut oder besser ab als Patient H. M., wenn auch die Durchführung des TMT-B nicht mehr möglich war.

Fazit

Patienten mit identischen Ergebnissen in kognitiven Kurztests können komplexe neuropsychologische Leistungsunterschiede aufweisen, die nur durch die Profilanalyse ihrer Ergebnisse in umfangreicheren Testbatterien aufgedeckt werden. Daher sind kognitive Profilanalysen im Hinblick auf die Früherkennung und Differenzialdiagnose demenzieller Syndrome von entscheidender Bedeutung.

4.4.4 Verlaufsuntersuchungen

Substanzielle Bedeutung von Verlaufsuntersuchungen

Neuropsychologische Verlaufsuntersuchungen sind ein wesentliches Element der Diagnosesicherung bei Demenzverdacht, werden in der Praxis aber oft nicht konsequent durchgeführt. In frühen Demenzstadien kann das Fehlen von Messwiederholungseffekten, wie sie bei gleichaltrigen Gesunden zu erwarten sind, die Verdachtsdiagnose erhärten. Im weiteren Krankheitsverlauf sollte sich die Progredienz der Erkrankung zeigen. In vielen Fällen ist davon abzuraten, sich bereits nach der Erstuntersuchung auf die Diagnose einer neurodegenerativen Erkrankung festzulegen, insbesondere, wenn auch die sonstige Befundlage keine eindeutigen Schlüsse erlaubt. Unter Umständen werden im Rahmen von Verlaufsuntersuchungen sogar mehrfache Korrekturen an der anfänglichen Verdachtsdiagnose nötig. Ein instruktives Beispiel hierfür bietet Abbildung 8.

Die dreifache neuropsychologische Untersuchung eines anfänglich 67-jährigen Ingenieurs und Firmenbesitzers anhand der CERADplus-NTB wurde hier jeweils durch den Untertest Alertness aus der computergestützten Testbatterie zur Aufmerksamkeitsprüfung (TAP) sowie den Turm-von-London (TL-D) ergänzt. Der Patient sah sich von Seiten seiner Ehefrau und Kinder zur Untersuchung gedrängt, da diese bei ihm, über eine zunehmende Vergesslichkeit hinaus, eine erhöhte Risikofreudigkeit bei Geschäftsentscheidungen und im Straßenverkehr wahrnahmen. Wie Abbildung 8 zeigt, waren bei der Erstuntersuchung des zu diesem Zeitpunkt depressiv verstimmten Patienten erhebliche kognitive

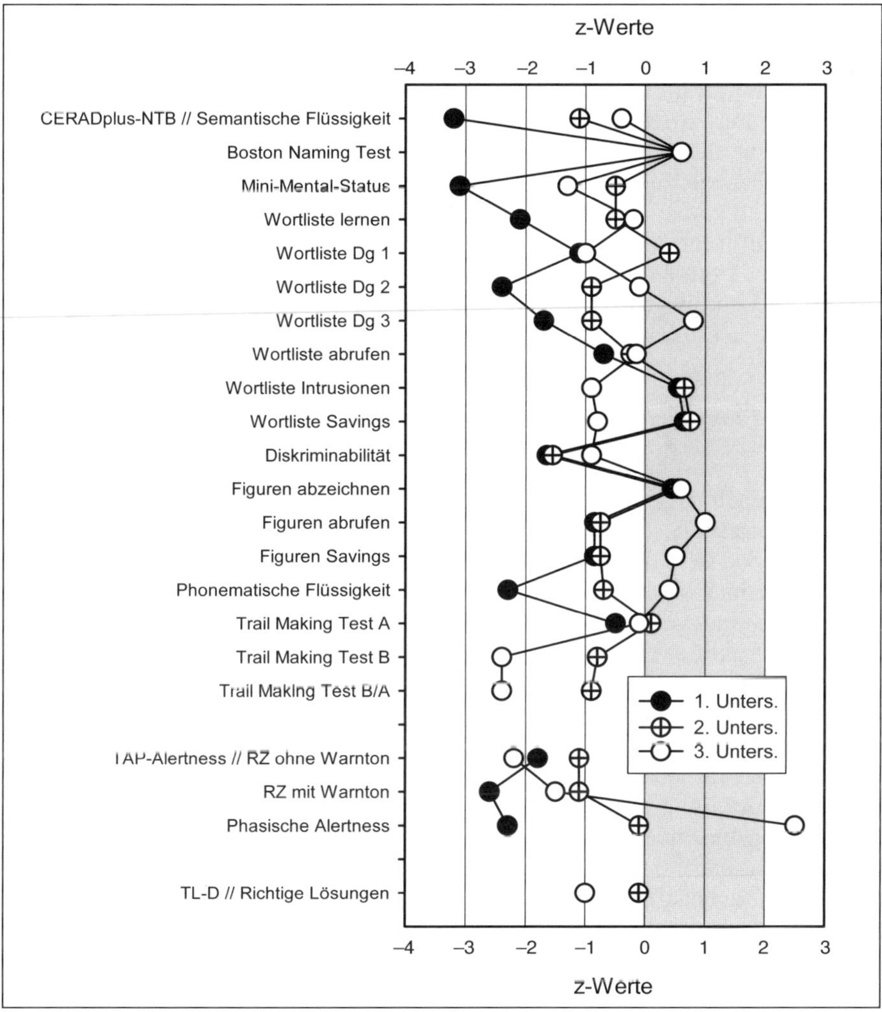

Abbildung 8:
Veränderungen des psychometrischen Leistungsprofiles eines Patienten mit anfänglichem Demenzverdacht über drei Messzeitpunkte

Defizite nachweisbar; zwei Testverfahren (TMT-B und TL-D) waren nicht durchführbar. Der Patient verweigerte weitere Untersuchungen (Bildgebung, Liquor); ärztlicherseits wurde aufgrund der Anamnese und der neuropsychologischen Ergebnisse die Verdachtsdiagnose AD gestellt. Da sich der Patient zum ersten Untersuchungszeitpunkt mitten in der Phase einer Medikamentenumstellung befand und die neu eingestellte antidepressive Medikation in der Folge gut anschlug, wurde schon zwei Monate später eine neuropsychologische Verlaufsuntersuchung durchgeführt, die in vielen Aspekten eine deutliche Verbesserung, teilweise sogar Normalisierung der kognitiven Leistungsfähigkeit belegte. Die Verdachtsdiagnose einer demenziellen Erkrankung wurde darauf hin fallen gelassen und es wurde weiter antidepressiv behandelt. Anderthalb Jahre später war der Patient aber so verhaltensauffällig im Sinne einer frontalen Symptomatik (Distanzlosigkeit, mangelnde Urteilsfähigkeit mit stark erhöhter Risikofreudigkeit, unkontrollierbare Heißhungerattacken, teilweise sogar mit Verzehr von Ungenießbarem, sexuelle Anzüglichkeit), dass er auf Veranlassung seiner überforderten Familienangehörigen in eine betreute Wohngemeinschaft umgezogen war. Die Firmenleitung hatte der Patient längst aufgeben müssen; in der Wohngemeinschaft kam es aufgrund der Verhaltensauffälligkeiten vermehrt zu Spannungen. Aufgrund der inzwischen deutlichen psychopathologischen Symptomatik, einer frontal und temporal akzentuierten Hirnatrophie und dem bei der nun dritten neuropsychologischen Untersuchung wieder schlechteren kognitiven (insbesondere exekutiven) Status wurde nun die Diagnose einer bvFTD gestellt.

4.4.5 Ökologische Testvalidität

Beurteilung von Alltagskompetenz und Fahrtauglichkeit

Gelegentlich werden vom neuropsychologischen Untersucher Aussagen zur Alltagskompetenz oder gar zur Fahrtauglichkeit eines Patienten mit Demenzverdacht erwartet. Diesem Vertrauen in die Generalisierbarkeit neuropsychologischer Befunde steht der Verdacht gegenüber, psychometrische Tests hätten keine oder nur geringe ökologische Validität. Tatsächlich erklären Testvariablen für die unmittelbare und verzögerte verbale Merkfähigkeit, für Aufmerksamkeitsspanne, Visuokonstruktion, sprachliche und exekutive Funktionen durchschnittlich 25 bis 50 % der interindividuellen Varianz der Alltagskompetenz von Alzheimer-Patienten, je nachdem, ob diese von Angehörigen eingeschätzt oder direkt beurteilt wird (Tomaszewksi Farias, Harrell, Neumann & Houtz, 2003). Trotz dieser relativ hohen Varianzaufklärung können neuropsychologische Testergebnisse die direkte Beurteilung von Alltagsaktivitäten mittels (I)ADL-Skalen (s. o.) nicht ersetzen. Insbesondere Fragen der Verkehrstauglichkeit in diagnostisch noch unklaren Fällen sind mit Methoden der Demenzdiagnostik allein nicht zu beantworten; hierzu bedarf es einer gesonderten verkehrsmedizinischen Untersuchung.

4.5 Neuropsychologische Differenzialdiagnostik

Selbst bei ausführlicher Untersuchung kann ein differenzialdiagnostischer Beitrag der Neuropsychologie nur für leichte bis mittelgradige Demenzstadien erwartet werden, da die neurodegenerativen Veränderungen mit der Zeit immer größere Teile des Gehirns erfassen und dadurch ein immer uniformeres Zustandsbild bis hin zu schwersten Beeinträchtigungen praktisch aller kognitiver Funktionen verursachen. Aber auch zu Beginn einer demenziellen Entwicklung ist die neuropsychologische Befundung u. U. schwierig, da in der Praxis untypische Mischformen eher die Regel als die Ausnahme sind und zusätzlich erhebliche interindividuelle Merkmalsvariationen vorkommen. Checklisten zu „typischen" neuropsychologischen Befundprofilen verschiedener Demenzformen haben daher allenfalls heuristischen Wert. Im Folgenden werden einige differenzialdiagnostische Problemlagen erörtert, die sich in der Praxis besonders häufig stellen.

4.5.1 Altersassoziierte kognitive Veränderung vs. MCI vs. Demenz

Altersverlauf fluider vs. kristalliner Intelligenzfaktoren

Die kognitive Leistungsfähigkeit aller Menschen unterliegt normalen altersassoziierten Veränderungen, die allerdings differenziert betrachtet werden müssen. Während kristalline Intelligenzfunktionen, semantisches und implizites Gedächtnis, Alltagskommunikation und lexikalisches Wissen bis ins hohe Alter unverändert bleiben oder sogar noch zunehmen können, gilt dies nicht für fluide Intelligenzleistungen, das episodische und das prospektive Gedächtnis, das Arbeitsgedächtnis, komplexere Aufmerksamkeitsleistungen, visuell-räumliche Fähigkeiten, Wortfindung und nahezu sämtliche Exekutivfunktionen (insbesondere Konzeptbildung, Planungsfähigkeit, mentale Flexibilität). Auch reduziert sich nicht erst im Senium die kognitive und psychomotorische Informationsverarbeitungsgeschwindigkeit, sodass tempoabhängige Leistungen mit zunehmendem Alter generell nachlassen (Kalbe & Kessler, 2009). Da die genannten Veränderungen interindividuell eine enorme Variationsbreite aufweisen, ist bei langsam progredient verlaufenden Demenzformen die Abgrenzung gegenüber normalen Alterungsprozessen oft erschwert. Als anormal empfundene Leistungseinbußen äußern sich häufig im Phänomen der „Subjektiven Gedächtnisstörung".

Subjektive Gedächtnisstörungen

Fall-Kontroll-Studien und Querschnittserhebungen bei ausgewählten Stichproben zeigen mehrheitlich, dass subjektive Gedächtnisstörungen keinen Zusammenhang mit objektiv gemessener kognitiver Leistung haben, was allerdings im Widerspruch zu den Ergebnissen der meisten Feldstudien an großen repräsentativen Bevölkerungsstichproben steht (Riedel-Heller, Schork, Matschinger & Angermeyer, 2000). Auch die längsschnittlich untersuchte Vorhersagevalidität subjektiver Gedächtnisstörungen für künftige demenzielle Entwicklungen wird für ausgewählte Stichproben überwiegend verneint, für repräsentative Bevölkerungsstichproben fast durchgängig bejaht. Die Ergebnisse erscheinen weniger kontrovers, wenn man die in den betreffenden Studien jeweils erklärten Varianzanteile betrachtet: sie sind in der Regel so gering, dass subjektive Gedächtnisstörungen im Einzelfall weder tatsächliche Leistungsbeeinträchtigungen anzeigen noch Zeichen für beginnende demenzielle Erkrankungen sein müssen. Trotzdem sollte man vorgetragenen Beschwerden unbedingt nachgehen. Insbesondere bei Menschen mit anspruchsvollen beruflichen Tätigkeiten kann trotz eines testpsychologisch unauffälligen, ja sogar überdurchschnittlichen Befundprofiles sehr wohl eine *relative* Leistungsminderung eingetreten sein, die subjektiv zutreffend bemerkt wird und einen beginnenden pathologischen Abbauprozess markieren könnte. Die größte Aussagekraft scheint bei alldem das *Fehlen* subjektiver Gedächtnisstörungen zu haben, das relativ verlässlich gegen das Vorliegen einer demenziellen Erkrankung spricht (Mitchell, 2008).

Verortung der MCI

Das Beschwerdebild einer MCI geht über die subjektive Gedächtnisstörung hinaus, ist insofern relativ leicht davon abgrenzbar. Schwieriger ist die Abgrenzung gegenüber einer beginnenden Demenz. Da hier wie dort neuropsychologische Testergebnisse sehr oft im Bereich von einer bis zwei Standardabweichungen unterhalb der Mittelwerte von Normierungsstichproben rangieren, führt das am häufigsten genannte Kriterium zur Abgrenzung einer MCI von normalen kognitiven Alterungsprozessen (anderthalb Standardabweichungen unterhalb des Mittelwertes einer geeigneten Normierungsstichprobe) direkt in den Übergangsbereich zur beginnenden Demenz und damit in der Praxis regelmäßig zu uneindeutigen Befundlagen. Die differenzialdiagnostische Entscheidung zwischen „noch MCI" und „schon Demenz" muss sich daher – ungeachtet aller Versuche zu einer MCI-Subtypisierung mit verschiedenen kognitiven Auffälligkeiten – primär *klinisch* daran orientieren, ob auch die Alltagskompetenz bereits beeinträchtigt ist oder nicht. Auch wenn kognitive Defizite robustere Prädiktoren der Konversion einer MCI in eine AD zu sein scheinen als die meisten Biomarker, bleibt es vorerst dabei, dass Probanden mit MCI sehr unterschiedliche Entwicklungen nehmen können – einschließlich völliger Rückbildung der kognitiven Beeinträchtigungen in einem beträchtlichen Teil der Fälle (Sachdev et al., 2013). Dieser Aspekt unterstreicht erneut die differenzialdiagnostische Bedeutung von Verlaufsuntersuchungen.

4.5.2 Demenz vs. Depression

Demenzsyndrom der Depression („Pseudodemenz")

Unter den Differenzialdiagnosen einer Demenz führt die ICD-10 an erster Stelle die Möglichkeit einer depressiven Störung an, die „Merkmale einer frühen Demenz zeigen [kann], besonders Gedächtnisstörung, Verlangsamung des Denkens und Mangel an Spontaneität" (Dilling et al. 2005, S. 61). Neuropsychologische Defizite sind vor allem bei älteren Patienten mit depressiver Störung häufig, allerdings schwanken Prävalenzangaben zwischen 20 und 70 %. Die Beeinträchtigungen sind teilweise so schwerwiegend, dass sie zusammenfassend als *Demenzsyndrom der Depression* (früher *Pseudo-Demenz*) bezeichnet werden. Betroffen sind insbesondere Lernen und Gedächtnis, Exekutivfunktionen und Aufmerksamkeit (Cueni, Abbruzzese, Brühl & Herwig, 2011). Affektive und kognitive Symptome können im Verlauf dissoziieren. Als mögliche Ursachen für residuale neuropsychologische Defizite nach Abklingen der affektiven Symptomatik werden neben einer persistierenden subklinischen Depression auch irreversible neuropathologische Veränderungen diskutiert (Portella et al., 2003). Weitere Einzelheiten zur Neuropsychologie depressiver bzw. affektiver Störungen einschließlich ätiologischer Modelle finden sich im Reihenband von Beblo und Lautenbacher (2006) sowie bei Beblo, Sinnamon und Baune (2011).

In der Praxis stellt sich vor allem das Problem der Unterscheidung zwischen Depression und AD mit erheblichen Konsequenzen für den einzuschlagenden therapeutischen Weg. Erschwert wird dieses Problem nicht nur durch die kognitiven Defizite depressiver Patienten, sondern auch durch depressive Symptome bei Demenzpatienten (Zubenko et al., 2003). Erste Anhaltspunkte für die differenzialdiagnostische Unterscheidung lassen sich bereits klinisch gewinnen (vgl. Tab. 10).

Tabelle 10:
Klinische Hinweise zur Differenzialdiagnose Alzheimer-Demenz vs. Depression anhand kognitiver und nicht kognitiver Auffälligkeiten

Alzheimer-Demenz	Depression
Allmählicher Beginn kognitiver Defizite, erstes Auftreten vor mehr als einem Jahr	Relativ plötzliches Auftreten kognitiver Symptome, Dauer weniger als 6 Monate
Keine Auslöser erkennbar	Zeitliche Nähe zu belastenden Lebensereignissen oder anderen Stressoren
Schwierigkeiten werden verneint, rationalisiert oder bagatellisiert	Subjektive Klagen über Defizite sind ausgeprägter als objektive Befunde
Gleichmäßige Leistungsminderung, kaum Tagesschwankungen	Auffällige Leistungsschwankungen, teilw. stimmungs- und anstrengungsabhängig
Konfabulationen, Beschuldigung anderer	Schuldgefühle und Versagensängste
Krankheitseinsicht eher gering	Ausgeprägter Leidensdruck
Affektlabil, umstimmbar	Anhaltend depressiv mit Morgentief
Eingeschränkte Urteilsfähigkeit und Alltagskompetenz, Ratlosigkeit	Intakte Urteilsfähigkeit, Schwierigkeiten im Alltag primär antriebsbedingt

Eine Meta-Analyse neuropsychologischer Studien, in denen ältere depressive Patienten mit Gesunden und/oder mit AD-Patienten verglichen worden waren, kommt zu dem Schluss, dass mindestens drei kognitive Funktionsbereiche differenzialdiagnostisch relevant sind (Christensen, Griffiths, MacKinnon & Jacomb, 1997):

- das deklarative, insbesondere episodische Gedächtnis
- die Visuokonstruktion und
- die Sprachsemantik.

Unterscheidungskriterien Depression vs. Demenz

In diesen Bereichen sind Depressive im Vergleich zu Gesunden im Mittel allenfalls leicht bis mittelgradig, Patienten mit AD hingegen stark beeinträchtigt. Dies gilt beispielsweise *nicht* für exekutive und motorische Funktionen (s. ausführlicher Theml, Heldmann & Jahn, 2001).

Entscheidend für die neuropsychologische Unterscheidung zwischen Demenz und Depression ist die möglichst detaillierte Analyse verschiedener Leistungsfacetten. Beispielsweise zeigen Patienten mit beginnender AD im unmittelbaren Abruf einer zuvor präsentierten Wortliste einen gegenüber dem *primacy*-Effekt deutlich stärker ausgeprägten *recency*-Effekt, während dies bei Depressiven eher umgekehrt ist. Im Rekognitionsversuch (Wiedererkennen gelernter Worte unter Distraktoren) neigen demente Patienten zu vielen falsch positiven Antworten; ein Phänomen, das sich bei depressiven Patienten so nicht findet. Manchen AD-Patienten unterlaufen im verzögerten freien und gestützten Abruf auffällig viele Intrusionen; auch dies ein bei Depressiven seltenes Phänomen. Ingesamt finden sich nur bei dementen Patienten Anzeichen dafür, dass die Merkfähigkeit nicht nur im Sinne einer Abrufstörung, sondern grundlegender durch eine Speicherstörung beeinträchtigt ist. Weitere differenzialdiagnostisch relevante Anhaltspunkte sind die bei depressiven Patienten zumindest im Vergleich zu *leicht* dementen Patienten oft stärker ausgeprägten exekutiven Defizite sowie die Tatsache, dass von ihnen tempoabhängige Aufgaben besser gelöst werden können, wenn man die Zeitbegrenzung aufhebt, was bei Demenzpatienten keinen Unterschied macht.

Differenzialdiagnostischer Nutzen ausführlicher Untersuchungsbatterien

Ein retrospektiver Vergleich der CERAD-NTB mit einer umfangreicheren neuropsychologischen Untersuchungsbatterie hinsichtlich ihrer jeweiligen Eignung zur Unterscheidung ambulanter Patienten mit beginnender AD bzw. depressiver Störung deckte in fast allen Variablen beider Testbatterien signifikante Gruppenunterschiede auf, die in Diskriminanzanalysen korrekte diagnostische Klassifizierungsraten zwischen 88 und 96 % erlaubten (Jahn et al., 2004). Erwartungsgemäß waren insbesondere verbale Gedächtnisleistung, Visuokonstruktion und Wortproduktion differenzialdiagnostisch relevant. Trotz der partiellen Zirkularität dieser und ähnlicher, an klinischen Stichproben *ex post facto* durchgeführter Studien war ein wichtiges Ergebnis, das die ausführlichere Untersuchungsbatterie eine höhere negative Vorhersagevalidität zum Ausschluss einer AD hatte als die CERAD-NTB, sodass die lediglich depressiv erkrankten Patienten zuverlässiger identifiziert und damit falsch positive Demenzdiagnosen eher vermieden wurden.

4.5.3 Alzheimer-Demenz vs. Vaskuläre Demenzen

Trotz der Häufigkeit dieser beiden Demenzformen und der therapeutischen Implikationen ihrer möglichst frühzeitigen Unterscheidung wurden bislang nur wenige direkte empirische Vergleiche zwischen beiden durchgeführt.

Als erste identifizierten Looi und Sachdev (1999) 45 Studien aus über 30 Jahren, die Patienten mit AD und VD (einschließlich Multi-Infarkt-Demenz) hinsichtlich neuropsychologischer Defizite verglichen. In 27 Studien waren beide Vergleichsgruppen hinsichtlich Alter, Geschlecht, Bildungsstand und Schwere der Demenz parallelisiert worden. Trotz erheblicher Heterogenität der in den Primärstudien beschriebenen vaskulären Pathologien und der zur Fallidentifikation benutzten diagnostischen Kriterien ergab sich als relativ konsistentes Ergebnis, dass bei vergleichbarer globaler Demenzschwere VD-Patienten signifikant *weniger häufig* Störungen des verbalen Langzeitgedächtnisses und signifikant *häufiger* Störungen exekutiver Funktionen aufwiesen als AD-Patienten. In psychometrischen Tests, die sprachliche Funktionen, Aufmerksamkeit, Visuokonstruktion, Immediat- und Arbeitsgedächtnis erfassen, fanden sich kaum Unterschiede. Die relative Dominanz exekutiver Funktionsstörungen bei VD führten Looi und Sachdev (1999) auf die Häufung von Läsionen in solchen Hirnstrukturen zurück, die in fronto-subkortikale Regelkreise eingebunden sind, während die relativ besseren verbalen Gedächtnisleistungen vermutlich damit zu erklären seien, dass medio-temporale Stukturen oft ausgespart blieben.

Im Übrigen seien die neuropathologischen Veränderungen zu heterogen, um einen dem Morbus Alzheimer vergleichbaren massiven Effekt auf die kortikal weitverzweigten Gedächtnissysteme zu bewirken.

Relation mnestischer vs. exekutiver Defizite

Die Ergebnisse dieser ersten, halb-quantitativen Übersichtsarbeit legten also nahe, bei der Differenzialdiagnose zwischen AD und VD aus neuropsychologischer Sicht besonders auf die relative Ausprägung mnestischer vs. exekutiver Funktionen zu achten.

Die einzige große Meta-Analyse zu dem hier interessierenden Vergleich relativiert diese Aussage jedoch. Mathias und Burke (2009) werteten 81 Studien mit insgesamt 4 867 AD-Patienten und 2 240 VD-Patienten aus, in denen 118 verschiedene psychometrische Testverfahren eingesetzt worden waren. Abbildung 9 fasst die von den Autoren tabellierten Ergebnisse grafisch zusammen.

Obwohl Effektstärken von $d = \pm 0.8$ als groß gelten (Cohen, 1992), sollten Variablen, die klinisch zur Beurteilung differenzialdiagnostischer Fragestellungen herangezogen werden, möglichst noch größere Effektstärken aufweisen. Wie der Abbildung zu entnehmen ist, rangieren hier aber fast alle Testvariablen im Bereich $-0.8 \leq d \leq 0.8$ (durch die gestrichelten Linien markiert), weisen also eine Überlappung der Werteverteilungen beider Patientengruppen von jeweils mehr als 50 % auf. Lediglich Gedächtnisvariablen nähern sich mehrheitlich der für einzelfalldiagnostische Zwecke kritischen Effektstärke, wobei allein der

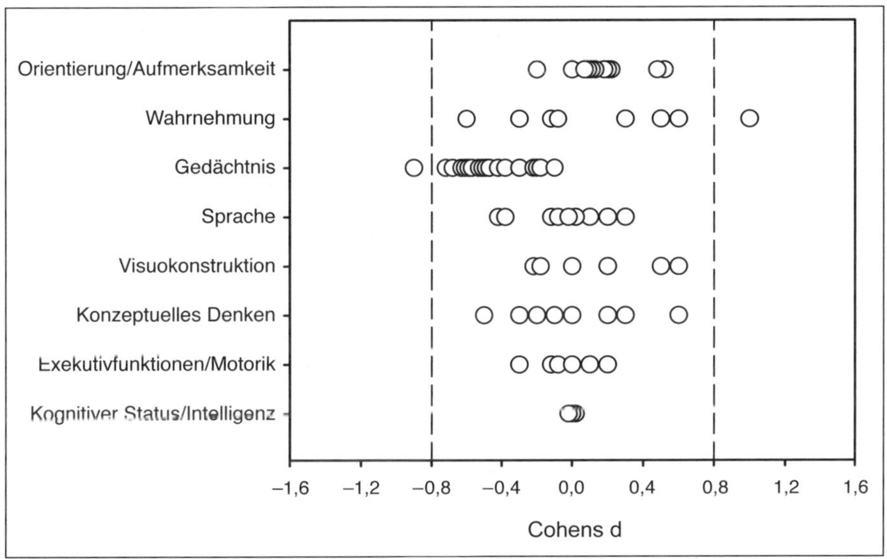

Abbildung 9:
Mittlere gewichtete Effektstärken (Cohens d) neuropsychologischer Testverfahren für den Vergleich von Patienten mit Alzheimer-Demenz und Patienten mit vaskulären Demenzen hinsichtlich verschiedener kognitiver Leistungsdomänen. Positive Effektstärken bedeuten ausgeprägtere Defizite bei vaskulärer Demenz, negative Effektstärken ausgeprägtere Defizite bei Alzheimer-Demenz. Zur besseren Unterscheidbarkeit wurden identische Effektstärken leicht versetzt geplottet (Daten aus Tabellen 2 bis 7 in Mathias & Burke, 2009; eigene Abbildung).

verzögerte Abruf verbaler Gedächtnisinhalte (WMT *delayed story recall*) mit d=–0.9 darüber liegt, bei dem AD-Patienten deutlich schlechter abschneiden. Nur ein Verfahren wies eine noch höhere Effektstärke auf: Der *Emotional Recognition Test* (d=1.0), in dem Patienten mit vaskulärer Demenz deutlich größere Probleme hatten, emotionale Gesichtsausdrücke zu erkennen.
Mit Mathias und Burke (2009) ist aus diesen Ergebnissen der Schluss zu ziehen, dass der differenzialdiagnostische Nutzen der meisten neuropsychologischen Testverfahren für die Unterscheidung zwischen VD und AD begrenzt ist. Dabei ist u. E. aber zu bedenken, dass in dieser Meta-Analyse keine Binnendifferenzierung vaskulärer Demenzen vorgenommen wurde. Für definierte Subgruppen vaskulärer Demenzen könnten andere Ergebnisse resultieren. So fanden beispielsweise Traykov et al. (2002), dass Patienten mit *subkortikalen* VD im Vergleich zu Patienten mit AD nicht nur signifikant bessere, teilweise normentsprechende mnestische Leistungen erzielten, sondern deutlich mehr perseverative Fehler im modifizierten Wisconsin Card Sorting Test (mWCST) machten, während AD-Patienten häufiger bei der semantischen Wortflüssigkeit perseverierten.

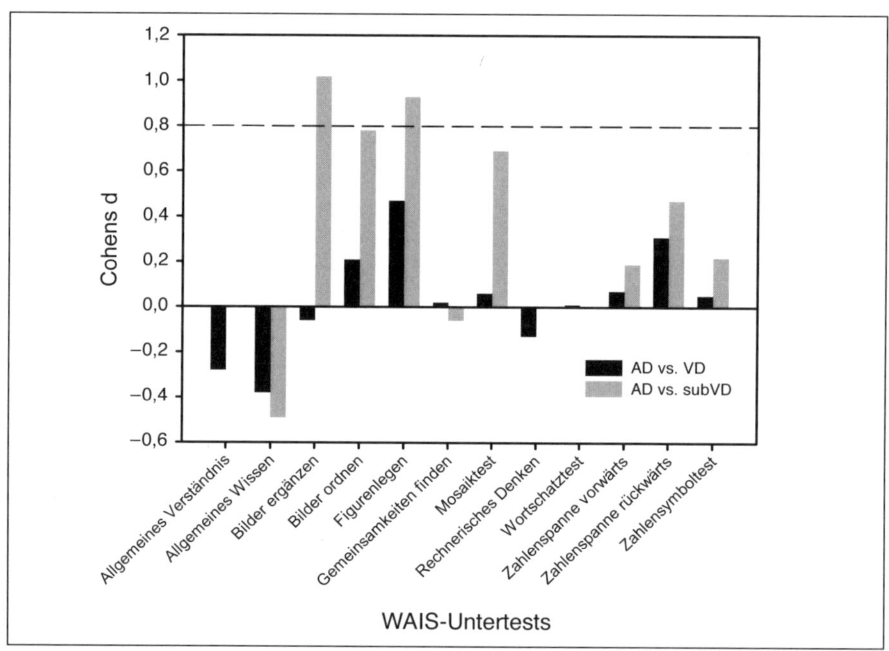

Abbildung 10:

Mittlere gewichtete Effektstärken (Cohens d) der Untertests der *Wechsler Adult Intelligence Scale* (WAIS) für den Vergleich zwischen Patienten mit Alzheimer-Demenz (AD) und Patienten mit vaskulären Demenzen (VD). Positive Effektstärken bedeuten ausgeprägtere Defizite bei VD, negative Effektstärken ausgeprägtere Defizite bei AD. Die helleren Balken illustrieren die Ergebnisse, wenn für den Gruppenvergleich nur die Patienten mit *subkortikalen* vaskulären Erkrankungen (subVD) herangezogen wurden. Dieser Vergleich war allerdings nicht für alle Untertests möglich (Daten aus Tabelle 3 in Oosterman & Scherder, 2006; eigene Abbildung).

In einer anderen Meta-Analyse, die lediglich die Untertests des Wechsler-Intelligenztests (bezüglich der Zahlenspanne auch des Wechsler-Gedächtnistests) betrachtete (Oosterman & Scherder, 2006), konnten aus methodischen Gründen nur 16 von 33 Studien ausgewertet werden. Um die Heterogenität der vaskulären Patientengruppe zu vermindern, wurde hier die Berechnung der Effektstärken (Cohens d) für den Gruppenvergleich zwischen AD und VD nur mit der Teilgruppe subkortikaler vaskulärer Erkrankungen wiederholt. Die Ergebnisse illustriert Abbildung 10.

Differenzialdiagnostik leichter bei subkortikalen VD

Demnach fällt die Unterscheidung zwischen AD und VD deutlicher aus, wenn man nur die *subkortikalen* vaskulären Demenzen berücksichtigt. Die aussagekräftigsten Untertests sind dann Bilderergänzen, Bilderordnen, Figurenlegen und Mosaiktest, wobei allerdings nur zwei dieser Untertests den individualdiagnostisch kritischen Schwellenwert an Differenzierungsfähigkeit überschreiten. Für die Gesamtgruppe der VD-Patienten sind die Effektstärken enttäuschend gering, mit entsprechend großen Verteilungsüberlappungen der beiden Hauptdiagnosegruppen.

Vor dem Hintergrund dieser Forschungsergebnisse führt Tabelle 11 dennoch einige Anhaltspunkte auf, an denen sich die Differenzialdiagnose AD vs. VD orientieren kann. Da gerade hier auch weitere klinische Merkmale zu berücksichtigen sind, werden auch diese genannt.

Tabelle 11:
Anhaltspunkte zur neuropsychologischen Differenzialdiagnostik Alzheimer-Demenz vs. vaskuläre Demenzen (modifiziert nach Jahn, 2012)

	Alzheimer-Demenz	Vaskuläre Demenzen	
		„Large-vessel"-Erkrankungen	„Small-vessel"-Erkrankungen
Gedächtnis	Neulernen erheblich erschwert, beeinträchtigtes episodisches Gedächtnis	beeinträchtigt	wenig beeinträchtigt
Sprache	Wortfindungsstörungen, semantisch-lexikalische Beeinträchtigungen; auch Aphasien	lokalisationsabhängig	wenig beeinträchtigt, Wortfindungsstörungen
Aufmerksamkeit	basale Leistungen ungestört, geteilte Aufmerksamkeit beeinträchtigt	beeinträchtigt	beeinträchtigt
Exekutivfunktionen	meist erst später beeinträchtigt	lokalisationsabhängig	beeinträchtigt
Orientierung	räumlich und örtlich gestört	lokalisationsabhängig	wenig beeinträchtigt
Affektive Symptome	gelegentlich	selten	häufig
Beginn und Verlauf	langsamer Beginn, progrediente Verschlechterung	rascher Beginn, oft fluktuierender Verlauf	schleichender Beginn, oft fluktuierender Verlauf

4.5.4 Alzheimer-Demenz vs. Frontotemporale Demenz

Charakteristische Verhaltensauffälligkeiten kennzeichnen bereits frühe Demenzstadien der frontotemporalen Lobäratrophien (FTLD) – u. a. Rigidität, unangebrachte emotionale Reaktionen, mangelnde Empathie, soziale Distanzlosigkeit, hypomanische Züge oder auch Apathie und Antriebslosigkeit, Vernachlässigung, Hyperoralität sowie eine generell stark verminderte Urteilsfähigkeit. In einer Untersuchung von Miller et al. (1997) konnten allein anhand derartiger Auffälligkeiten (einschließlich reduzierter Spontansprache und erhaltener räumlicher Orientierung) von 60 Patienten mit FTD bzw. AD 100 % diskriminanzanalytisch korrekt klassifiziert werden. Auf die besondere Bedeutung der Verhaltensbeobachtung während der neuropsychologischen Untersuchung wurde bereits hingewiesen; entsprechend kommt hier auch der Fremdanamnese, möglichst mit nahen Angehörigen der betroffenen Patienten, besonderes Gewicht zu.

Fast alle bisher zum Vergleich zwischen Alzheimer-Demenz und Demenzen aus dem Formenkreis der FTLD durchgeführten neuropsychologischen Untersuchungen berücksichtigten noch nicht die heute erreichte Subtypisierung der FTLD (vgl. Abschnitt 1.1.2). Die Gegenüberstellung wesentlicher Befundmerkmale ist daher mit dem Makel behaftet, unter der unscharfen Diagnose *Fron-*

Tabelle 12:
Anhaltspunkte zur neuropsychologischen Differenzialdiagnostik Alzheimer-Demenz vs. Frontotemporale Demenz in frühen bis mittleren Demenzstadien (modifiziert nach Harciarek & Jodzio, 2005)

Funktionsbereich	Alzheimer-Demenz	Frontotemporale Demenz
Gedächtnis	Enkodierung, Speicherung, Abruf und Wiedererkennen beeinträchtigt	Alle Aspekte (anfänglich) weitgehend intakt
Spontansprache	Verminderte Gesprächsfähigkeit mit Wortfindungsstörungen	Meist noch flüssig, jedoch inhaltsarm und stereotyp mit Artikulationsproblemen
Wortflüssigkeit	Beeinträchtigt; phonematisch besser als semantisch	Stark beeinträchtigt; semantisch besser als phonematisch
Sprachverständnis	Beeinträchtigt; Verben besser als Substantive	Anfänglich nur diskret vermindert; Substantive besser als Verben
Objektbenennung	Beeinträchtigt	Beeinträchtigt
Aufmerksamkeit/ Exekutivfunktionen	Moderat beeinträchtigt, inbesondere Arbeitsgedächtnis und geteilte Aufmerksamkeit	Schwer beeinträchtigt, insbesondere Planen und Problemlösen
Raumverarbeitung/ Visuokonstruktion	Bereits früh schwer gestört	Lange intakt

totemporale Demenz (FTD) zumindest teilweise unterschiedliche Prägnanztypen der FTLD zu vermengen. Daher können solche Gegenüberstellungen nur einen vorläufigen heuristischen Wert für die klinische Praxis beanspruchen, zumal wenn sie – wie in Tabelle 12 – auf lediglich narrativen Forschungsübersichten beruhen.

FTLD mehr durch Wesensänderungen als durch kognitive Defizite charakterisiert

Da FTLD-Demenzen insgesamt mehr durch Wesensänderungen und Verhaltensauffälligkeiten als durch neurokognitive Defizite gekennzeichnet sind, scheint der neuropsychologische Befund für die medizinische Differenzialdiagnose weniger wichtig. Er ist jedoch keineswegs unerheblich, da der Nachweis z.B. noch weitgehend intakter Gedächtnisfunktionen differenzialdiagnostisch bedeutsam ist.

Vor diesem Hintergrund sind zwei Meta-Analysen aufschlussreich, in denen 115 psychometrische Testvariablen aus 94 Studien zum Vergleich von 2936 Personen mit AD und 1748 Personen mit FTD (Hutchinson & Mathias, 2007) bzw. 54 symptom- und verhaltensbezogene Fragebogen- und Ratingskalen aus 33 Studien zum Vergleich von 2305 Personen mit AD und 971 Personen mit FTD (Mathias & Morphett, 2010) quantitativ ausgewertet wurden. Abbildung 11 illustriert die Verteilung der Effektstärken aus *beiden* Meta-Analysen.

Die anhand zahlreicher Testvariablen untersuchten Leistungsbereiche Gedächtnis und Sprache zeigten die erwarteten Tendenzen in Richtung ausgeprägterer mnestischer Defizite bei der AD bzw. ausgeprägterer sprachlicher Defizite bei der FTD. Die höchste Effektstärke im Bereich Gedächtnis ($d=-1.25$) wies der Rekognitionswert aus dem *Auditory Verbal Learning Test* (AVLT) auf. Die höchste Effektstärke im Bereich Sprache ($d=1.39$) hatte der *Graded Naming Test*. Dennoch rangieren hier wie in allen anderen Leistungsdomänen die meisten Testvariablen im Bereich $-0.8 \leq d \leq 0.8$, sodass sich die Werteverteilungen beider Patientengruppen um mehr als die Hälfte überlappen. Dies gilt zwar auch für viele der symptom- und verhaltensbezogenen Fragebogen- und Ratingskalen (untere Hälfte von Abb. 11), doch erreichen hier einige Effektstärken höhere Werte. Die bei weitem höchsten Effektstärken von 8.0 (für die *Scale for Emotional Blunting* aus dem Bereich Affektivität/Stimmung) und 11.8 (für die *Schedules for Clinical Assessment in Neuropsychiatry* – SCAN, aus dem Bereich gemischter Symptomerfassung) werden in Abbildung 11 nicht gezeigt, da sie die Abstände zwischen den anderen Effektstärken zu sehr stauchen würden. Bei derart hohen Effektstärken wäre die vollständige Trennung beider Patientengruppen im Sinne eines pathognomonischen Zeichens garantiert. Sie stammen jedoch aus jeweils nur einer Studie mit relativ kleinen Fallzahlen, sodass diese Ergebnisse erst noch an größeren Stichproben repliziert werden müssen.

Bedeutung qualitativer Testbearbeitungsaspekte

Um die Aussagekraft neuropsychologischer Befunde zu verbessern, sollten verstärkt auch qualitative Aspekte der Testbearbeitung sowie Fehlermuster beachtet werden, da konkretistisches Denken, Perseverationen und Konfabulationen sowie Störungen der Handlungsplanung und -kontrolle allgemeinere Merkmale von Patienten mit FTD sind, die sich störend auf die erfolgreiche Bearbeitung von Testaufgaben auswirken können, ohne dass dies in den Ergebnissen ausreichend zur Geltung kommt (Thompson, Stopford, Snowden & Neary, 2005). Überwiegend noch zu leisten ist die genauere kognitive Charakterisierung der verschiedenen FTLD-Demenz*subtypen*, von der eben-

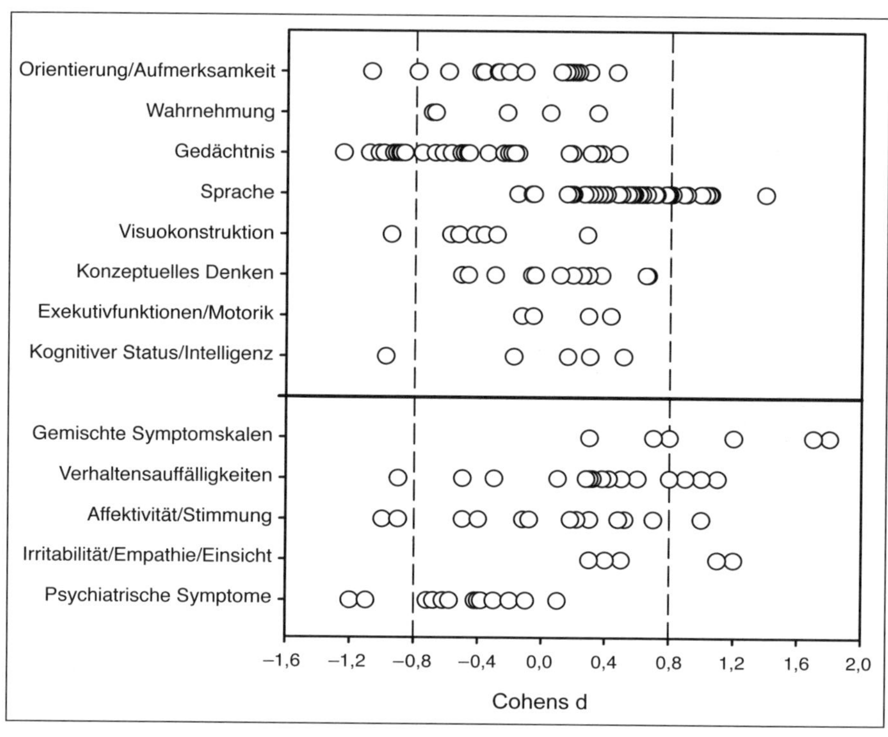

Abbildung 11:
Mittlere gewichtete Effektstärken (Cohens d) für den Vergleich von Patienten mit Alzheimer-Demenz (AD) bzw. frontotemporaler Demenz (FTD) hinsichtlich verschiedener differenzialdiagnostisch relevanter Untersuchungsbereiche. Oben: Effektstärken für 115 neuropsychologische Testvariablen aus 8 neurokognitiven Funktionsdomänen. Unten: Effektstärken für 54 Skalen zur Beschreibung von Auffälligkeiten in 5 Symptom- bzw. Verhaltensbereichen. Positive Effektstärken bedeuten ausgeprägtere Defizite/Symptome bei FTD, negative Effektstärken ausgeprägtere Defizite/Symptome bei AD. Zur besseren Unterscheidbarkeit wurden identische Effektstärken leicht versetzt geplottet (Daten aus Tabellen 3 bis 10 in Hutchinson & Mathias, 2007, bzw. Tabellen 2 bis 6 in Mathias & Morphett, 2010; eigene Abbildung).

falls eine Verbesserung der differenzialdiagnostischen Aussagekraft neuropsychologischer Befunde erwartet werden kann (Diehl et al., 2005; Lange et al., 2012).

4.5.5 Kortikale vs. Subkortikale Demenzen

Die Unterscheidung subkortikaler von kortikalen Demenzen richtet sich heute primär nach medizinischen Untersuchungsergebnissen (Motorik, L-Dopa-Test, SPECT/PET, Genetik). In erster Linie ist hier an die Abgrenzung der AD und anderer neurodegenerativ bedingter kortikaler Demenzen von Demenzen im Rahmen des Morbus Parkinson und des Morbus Huntington, aber auch endokriner und metabolischer Enzephalopathien, des Normaldruckhydrozephalus oder der HIV-Enzephalopathie zu denken. Allerdings ist die Unterscheidung zwischen kortikalen und subkortikalen Krankheitsursachen schon für die Frage relevant, wie gut sich anhand neuropsychologischer Befunde die Alzheimer-Demenz von vaskulären Demenzen unterscheiden lassen. Auch ist daran zu erinnern, dass ausgesprochen subkortikale Neurodegenerationen („Parkinson-Plus"-Krankheiten wie die progrediente supranukleäre Blickparese oder die kortikobasale Degeneration) nicht selten mit frontotemporalen Demenzen assoziiert auftreten (s. Abschnitt 1.1.2). Die Kenntnis neuropsychologischer Besonderheiten subkortikaler Demenzen ist nicht zuletzt für den Umgang mit den Betroffenen bedeutsam. Beispielsweise sollte man Patienten mit Parkinson-assoziierter Demenz ausreichend Zeit für verbale oder motorische Antworten lassen (generelle Verlangsamung im Sinne einer Bradykinese *und* Bradyphrenie), bei gedächtnisgestützten Interaktionen muss man aber nicht alles mehrfach erklären, sondern kann Alternativen zur Auswahl stellen (eher Abrufstörung als Enkodierungsdefizit; Zwiller, Sollberger & Monsch, 2007). Schließlich bleibt die neuropsychologische Untersuchung entscheidend für die Frage, ob bei einem Patienten mit vermuteter subkortikaler Erkrankung ein Demenzsyndrom überhaupt vorliegt oder nicht.

„Parkinson-Plus"-Krankheiten

Wesentliche *krankheitsübergreifende* Gesichtspunkte zur neuropsychologischen Differenzierung subkortikaler und kortikaler Demenzen versammelt Tabelle 13 (s. auch Salmon & Filoteo, 2007). Wie stets beziehen sich die genannten Merkmale eher auf die jeweils frühen Krankheitsstadien, da im weiteren Verlauf die Unterschiede verwischen.

Tabelle 13:
Charakteristika kortikaler und subkortikaler Demenzen (modifiziert nach Jahn, 2008b; Lang, 1994)

	Kortikale Demenzen	Subkortikale Demenzen
Neuroanatomische Lokalisation	Neurodegeneration vor allem im Hippokampus und den neokortikalen Assoziationsgebieten	Neurodegeneration vor allem in Basalganglien, Thalamus und Hirnstamm
Aufmerksamkeit	beeinträchtigt	schwer gestört
Arbeitstempo	vermindert	stark verlangsamt
Sprache	gestört bis aphasisch, reduzierte Wortflüssigkeit, Anomie	normal bis wenig gestört
Sprechen	normal bis beeinträchtigt	Hypophonie, Dysarthrie, Mutismus
Gedächtnis	Amnesie einschließlich Rekognitionsstörung (Speicherdefizit)	Vergesslichkeit (Abrufstörung) mit intakter Rekognition
Implizites Lernen	weitgehend intakt	deutlich vermindert

Tabelle 13:
Fortsetzung

	Kortikale Demenzen	Subkortikale Demenzen
Denken	Akalkulie, reduziertes Urteilsvermögen, Abstraktionsdefizit	Verlangsamung, Fragmentierung, Bradyphrenie
Flexibilität	beeinträchigt	stark vermindert
Visuokonstruktion	gestört	gestört
Motorik	Haltung, Gang, Tonus und Bewegungen meist altersentsprechend	Extrapyramidalmotorische Symptome (EPMS), hypo- oder hyperkinetisch
Affekt	antriebsarm, indifferent oder enthemmt	apathisch, demotiviert, depressiv
Beispiele	Morbus Alzheimer FTLD Large-vessel-Erkrankungen	Morbus Parkinson Morbus Huntington Small-vessel-Erkrankungen

Es sei daran erinnert, dass viele Krankheiten und die mit ihnen assoziierten Demenzformen nicht gut (z. B. Demenz mit Lewy-Körperchen, vaskuläre Erkrankungen großer Gefäße) oder gar nicht (z. B. toxische Enzephalopathien einschließlich chronischer Alkoholismus, Multiple Sklerose, Prionenerkrankungen) in dieses Schema passen.

5 Behandlung

Dieses Kapitel gibt einen Überblick über evaluierte psychosoziale Therapieansätze zur Behandlung neurodegenerativer Demenzen. Der Schwerpunkt liegt auf der leicht- bis mittelgradigen Alzheimer-Krankheit. Für andere Demenzformen stehen weitaus weniger Verfahren zur Verfügung, zudem wird in der Literatur häufig nicht zwischen verschiedenen Demenzformen unterschieden. Eine weitere Schwerpunktsetzung betrifft die Darstellung psychologischer und soziotherapeutischer Methoden. Für die Beschreibung anderer Behandlungsansätze wie körperliches Training (Blankevoort et al., 2010), Ergotherapie (Kim, Yoo, Jung, Park & Park, 2012), Musik- und Kunsttherapie (Ueda, Suzukamo, Sato & Izumi, 2013; Urbas, 2009) oder die Gestaltung des Wohnumfelds (Wahl, Tesch-Römer & Ziegelmann, 2012) sei auf die genannten Überblicksarbeiten verwiesen.

Kein kurativer, nur symptomatischer Therapieansatz

Da derzeit eine Heilung neurodegenerativ bedingter Demenzen nicht möglich ist, ist der grundlegende Therapieansatz nicht kurativ, sondern rein symptomatisch. Gleiches gilt für andere neurodegenerativ bedingte Demenzformen wie FTD. Bei Demenzsyndromen mit behandelbaren Ursachen, z. B. bei kognitiven Störungen infolge einer Schilddrüsenerkrankung, unterscheidet sich das Vorgehen von diesem symptomatischen Ansatz. Hier wird zunächst die Ursache der Demenz behandelt, um weitere schädliche Auswirkungen abzuwenden. Dies gilt auch für rein vaskuläre Demenzen: Vorrang hat zunächst eine blutdrucksenkende und -stabilisierende Behandlung. Danach werden bereits eingetretene kognitive und emotionale Veränderungen symptomatisch behandelt. Patienten mit gemischter Demenz (AD/VD) werden mit den gleichen pharmakologischen und psychosozialen Interventionen behandelt wie Alzheimer-Patienten.

5.1 Allgemeine Therapieprinzipien und Methoden

5.1.1 Therapieziele

Allgemeine Interventionsziele bei leicht- bis mittelgradiger Demenz sind der Erhalt von Eigenständigkeit, gesellschaftlicher Teilhabe (*Partizipation* gemäß WHO-Definition) und zufriedenstellenden sozialen Beziehungen. Hierdurch soll größtmögliches körperliches und psychisches Wohlbefinden ermöglicht werden (Kurz, 2013).

Aufrechterhaltung von Alltagsfunktionen und Angehörigenentlastung als zentrale Therapieziele

Im Sinne des symptomatischen Behandlungsansatzes ist das Therapieziel bei neurodegenerativen Demenzen nicht die Heilung oder dauerhafte Verbesserung betroffener Störungsbereiche, sondern die Aufrechterhaltung von Alltagsfunktionen. Hierzu kann auch die Stabilisierung spezifischer kognitiver Leistungen oder der Einsatz kompensatorischer Hilfen zählen. Hinzu tritt als mittelbares Ziel die Entlastung betreuender oder pflegender Angehöriger. Auch in den späten Phasen der Erkrankung, bei zunehmender Hilflosigkeit und Pflegebedürftigkeit sowie geringer Eigenaktivität, stellen soziale Teilhabe und Wohlbefinden neben der Entlastung von Pflegepersonen zentrale Ziele dar. Inwieweit diese Ziele erfüllt sind, wird je nach Einzelfall und Erkrankungsphase variieren. Daher empfiehlt sich eine gezielte Anamnese und ein gestuftes Behandlungskonzept (s. u.).

5.1.2 Anpassung an kognitive Leistungsfähigkeit

Wie bei allen neuropsychologischen Störungsbildern müssen Inhalte und Materialien jeder Intervention an die kognitiven Kapazitäten der Patienten angepasst werden (Thöne-Otto, 2009). Bei Alzheimer-Patienten mit reduzierten episodischen Gedächtnisleistungen bedeutet dies insbesondere, die relativ gut erhaltene prozedurale Lernfähigkeit der Patienten therapeutisch zu nutzen. Dies kann erreicht werden durch:

- Häufige Wiederholungen der Inhalte
- Sprachliche und inhaltliche Beschränkung auf das Wesentliche
- Gleichbleibende Abläufe
- Verwendung externer Gedächtnishilfen.

Exekutive Defizite erschweren Alltagstransfer von Therapieinhalten

Vielen Alzheimer-Patienten fällt es im Rahmen ihrer exekutiven Defizite schwer, neue Einsichten und Fertigkeiten auf eine aktuelle Situation anzuwenden (Werheid & Baron, 2009). Dieser Aspekt wird häufig unterschätzt, da Patienten sich gerade aufgrund ihres eingeschränkten episodischen Gedächtnisses oft in eher allgemeiner Form über Alltagsdinge äußern. Therapeuten sollten angesichts dieses eingeschränkten kognitiven Transfers bei der Vermittlung von Einsichten, z. B. dass der Gedächtnisabruf unter Zeitdruck und bei „Multitasking" schlechter ausfällt, ebenso wie bei ihrer Anwendung auf konkrete Situationen kleinschrittig vorgehen und sich ggf. von Angehörigen unterstützen lassen.

Psychoedukation wirkt bei Angehörigen, nicht bei Patienten

In diesem Zusammenhang ist auch der geringe Nutzen psychoedukativer Maßnahmen zu sehen. Psychoedukation im Sinne der Vermittlung allgemeiner Informationen zu Demenzsyndromen, typischen Gedächtnisstörungen, Gedächtnishilfen und Metamemory-Techniken erscheint ökonomisch, zudem in Gruppen mit Unterstützung von Print- und audiovisuellen Medien relativ leicht umsetzbar. Für Angehörige ist Psychoedukation ein Verfahren mit breit belegter Wirksamkeit (s. u.). Es gibt bisher jedoch keine Hinweise auf positive Auswirkungen von Psychoedukation auf Patienten. Aufgrund eingeschränkter Gedächtnis- und Exekutivfunktionen werden Wissensinhalte von den Patienten nicht auf aktuelle Situationen übertragen.

5.1.3 Einbeziehung von Angehörigen in die Behandlung

Die Einbeziehung naher Bezugspersonen ist bei der Behandlung von Demenzpatienten von zentraler Bedeutung. Je nach Alter der Patienten sind dies Lebens- oder Ehepartner, bei Älteren eher Kinder oder Schwiegerkinder, zumeist weibliche Angehörige. Sie unterstützen die Patienten ohnehin häufig bei Terminplanung und Anfahrt. Viele Patienten wünschen ausdrücklich, dass ihre Haupt-Bezugsperson bereits bei der Diagnosemitteilung dabei ist, auch zur Kompensation eigener Gedächtnisdefizite. Die Behandler stellt dies vor die Aufgabe, das Setting zielgerichtet zu definieren. Manchmal ist zur Entlastung der Angehörigen oder zur Fremdanamnese ein Einzelgespräch mit den Angehörigen angezeigt. In anderen Fällen kann es für den Angehörigen entlastend sein und dem Patienten eine Erfahrung von Eigenständigkeit vermitteln, Behandlungsangebote allein wahrzunehmen. Es gibt sowohl Gruppen- als auch Individualtherapie-Konzepte mit teilweiser oder ständiger Präsenz von Bezugspersonen (z. B. Schweitzer & Bruce, 2010; Werheid & Thöne-Otto, 2010).

Alleinstehende Patienten oder Patienten, deren Angehörige nicht im näheren Umfeld wohnen, sind besonders schwer zu versorgen. Sie müssen oft frühzeitiger ambulante und auch langzeitpflegerische Angebote in Anspruch nehmen als Patienten, die in eine Familie eingebunden sind. In Europa wächst diese Gruppe im Zuge der demografischen und gesellschaftlichen Veränderungen seit Jahren stark an. In diesem Zusammenhang ist es höchst problematisch, dass die derzeit vorliegende Evidenz zu Behandlungsmaßnahmen fast ausschließlich auf Patienten beruht, die engmaschig von Angehörigen betreut werden. Dies hat studientechnische Gründe: die Angehörigen müssen bereit sein, den hohen organisatorischen Aufwand kontrollierter Studien mitzutragen und sich an der umfangreichen Fremddiagnostik zu beteiligen.

In der Arbeit mit Angehörigen liegt ein Schwerpunkt auf der Prävention von Überbelastung. Vor allem in fortgeschrittenen Stadien sind pflegende Angehörige häufig selbst von körperlichen oder psychischen Erkrankungen betroffen. Selbstfürsorge, die Balance zwischen Verantwortungsübernahme und Wunsch nach Entlastung, sowie – bei Ehepartnern – der Umgang mit der veränderten Zukunftsperspektive im Alter sind zentrale Themen der Angehörigenarbeit. Wie die Erfahrung zeigt, sind insbesondere Ehepartner zu Veränderungen motivierbar, wenn diese zum Wohl des Patienten sind. Indirekt hilft die Selbstfürsorge der Angehörigen auch den Patienten, weil damit familiären Konflikten und Folgeerkrankungen der Angehörigen vorgebeugt wird (Kurz & Wilz, 2011). Auch Verhaltensauffälligkeiten bei Patienten können durch Angehörigeninterventionen reduziert werden (Gitlin, 2012).

Psychoedukation bei Angehörigen beugt Depressionen vor und reduziert Stress

Spezielle Beratungsangebote und Angehörigengruppen werden von Patientenverbänden, Gedächtnissprechstunden und Sozialberatungsstellen angeboten. Meta-analytisch ist die Wirksamkeit von Angehörigengruppen belegt (Chien et al., 2011). In diesem Kontext ist Psychoedukation das am breitesten evaluierte evidenzbasierte Verfahren, insbesondere zur Prävention von Überbelastung und Depression, sowie zur Stressreduktion (Beinart, Weinman, Wade & Brady, 2012).

Liegt bei Angehörigen eine Indikation für Psychotherapie vor, beispielsweise bei Depressionen oder somatoformen Erkrankungen, so zeigen verhaltenstherapeutische Behandlungen gute Erfolge. Neuere Studien, die sich durch telefonische oder web-basierte Settings an die Bedürfnisse pflegender Angehöriger anpassen, zeichnen sich gegenüber konventionellen verhaltenstherapeutischen Gruppen- und Einzelsettings durch eine bessere Erreichbarkeit der Therapie und geringere Abbruchquoten aus (Wilz, Schinköthe & Soellner, 2011). Es gibt auch Behandlungsprogramme, in denen psychoedukative und psychotherapeutische Elemente kombiniert werden (Gallagher-Thompson & Coon, 2007).

5.1.4 Validations-Prinzip

Validierende Kommunikation stellt emotionale Unterstützung über faktische Genauigkeit

Mit dem Begriff *Validation* wird ein Kommunikationsprinzip bezeichnet, das der emotionalen Botschaft, die hinter den Aussagen des Patienten steht, mehr Bedeutung beimisst als deren faktischem Inhalt. Die Bezugsperson versucht hierbei, sich in das Erleben des Patienten hineinzuversetzen. Entwickelt wurde dieses Prinzip von Naomi Feil (1992) als Therapieform *(validation therapy)* für Patienten mit Verhaltensauffälligkeiten in fortgeschrittenen Erkrankungsstadien (s. Abschnitt 5.3), in Gegenreaktion zu dem als behavioristischer Drill empfundenen Realitäts-Orientierungs-Training (ROT, s. Abschnitt 5.2.3). Validierende Kommunikation sollte jedoch nicht auf späte Erkrankungsstadien beschränkt bleiben, sondern kann bereits im Anfangsstadium der Demenz kommunikationsverbessernd eingesetzt werden.

Angehörige und Patienten leiden gerade im Anfangsstadium häufig unter Auseinandersetzungen, die sich an wohlgemeinten Richtigstellungen entzünden. Bei Patienten lösen diese Richtigstellungen Misserfolgserlebnisse und Scham aus, sie reagieren reizbar oder ziehen sich zurück, was wiederum den sich im Recht fühlenden Angehörigen verletzen kann. Das soziale Miteinander wird deutlich verbessert, wenn nicht die historische Genauigkeit, sondern die emotionale Botschaft einer Äußerung aufgegriffen und auf gemeinsam wahrnehmbare, deskriptive Aspekte Bezug genommen wird.

5.1.5 *Umgang mit eingeschränktem Störungsbewusstsein*

Eingeschränktes Störungsbewusstsein als dimensionales Konstrukt

Eingeschränktes Störungsbewusstsein, im Englischen als *reduced awareness* bezeichnet, tritt bei leichtgradiger Demenz häufig auf. Hierbei besteht eine deutliche Diskrepanz zwischen der Selbsteinschätzung der Patienten einerseits und Fremdeinschätzungen bzw. den testpsychologischen Leistungen andererseits. Gemäß aktueller Forschungslage stellt Störungsbewusstsein eher ein dimensionales Merkmal als eine dichotome Kategorie dar (Clare, Markova, Roth & Morris, 2011). Der zuweilen in diesem Zusammenhang verwendete Begriff *Anosognosie* für einen Zustand, in dem eigene Defizite nicht zur Kenntnis genommen werden, trifft bei AD und VD jedoch selten zu und wird allenfalls bei FTD berichtet.

Als Ursachen eingeschränkten Störungsbewusstseins greifen zwei Prozesse ineinander: Zum einen erkennen Patienten mit Demenz aufgrund der hirnorganischen Veränderungen ihre Defizite weniger, da episodisches Gedächtnis für eigene Handlungen sowie exekutive Monitoring-Funktionen beeinträchtigt sind. Hinzu kommt, dass sie selbst bei wahrgenommenen Ausfallerscheinungen zu externalen Attributionen neigen, d. h. sie eher mit situativen Umständen oder dem Verschulden anderer erklären. Solche selbstwertregulierenden Attributionen sind nicht demenzspezifisch – bei Demenz häufen sich jedoch die Anlässe. Hierbei kann die Anwendung des Validations-Prinzips hilfreich sein.

Widersprüchlich erscheint eingeschränktes Störungsbewusstsein vor allem dann, wenn die Patienten über die Diagnose aufgeklärt sind und von sich aus therapeutische Hilfe suchen. Dieser Widerspruch ist mit den externalen Attributionen, aber auch mit störungsbedingt reduziertem Antrieb erklärbar. Werden unter Hinweis auf die Geringfügigkeit eigener Störungen psychosoziale Interventionen abgelehnt, die ein höheres Maß an Eigeninitiative erfordern, dabei aber Pharmakotherapie oder angeleitete Übungen im häuslichen Einzelsetting akzeptiert, so kann dies – bei reduziertem Antrieb – am antizipierten höheren Aufwand oder an Angst vor persönlicher Veränderung liegen.

5.2 Psychosoziale Interventionen bei leicht- bis mittelgradiger Demenz

Die Verbesserung der neuropsychologischen Demenzdiagnostik der vergangenen 20 Jahre, die in Kapitel 4 dargestellt wurde, war nicht von einer entsprechenden Weiterentwicklung neuropsychologischer Behandlungsansätze begleitet. Erst in den letzten Jahren hat die Therapieforschung auf diesem Gebiet begonnen – angeregt durch die ernüchternden Ergebnisse der pharmakologischen Forschung und die sich abzeichnenden Auswirkungen der steigenden Demenzrate auf die Gesundheits- und Sozialsysteme westlicher Industrieländer. Inzwischen stehen zumindest für Patienten mit leicht- und mittelgradiger AD eine Reihe von evidenzbasierten, durch randomisiert-kontrollierte Studien evaluierte psychosoziale Behandlungsverfahren zur Verfügung. Neben den aus der neuropsychologischen Gedächtnistherapie entlehnten kognitiven Trainingsverfahren wurden hierbei verhaltensmedizinische, sozio- und psychotherapeutische Methoden integriert.

Der Darstellung verschiedener Therapieansätze wird zunächst ein Stufenmodell zur Indikationsstellung vorangestellt, das sich am britischen *Stepped-Care*-Ansatz orientiert. Hiermit können Interventionen ausgewählt werden, die unter den Bedingungen begrenzter Gesundheitskosten den größtmöglichen Effekt versprechen.

5.2.1 Stufenmodell der Behandlung

Das vorzustellende Stufenmodell (vgl. Abb. 12) wurde für die psychosoziale Behandlung leicht- bis mittelgradiger Demenzen entwickelt (Moniz-Cook & Manthorpe, 2009). Basis des Modells ist die Diagnosemitteilung und Beratung für alle Patienten, die eine Demenzdiagnostik erhalten. Den Stufen 2–3 sollte eine Indikationsstellung vorausgehen, d.h. sie sollten speziell für Patienten vorgesehen werden, die Bedarf an Unterstützung bei der Aufrechterhaltung kognitiver Leistungen oder sozialer Einbindung haben oder – beispielsweise aufgrund einer affektiven Störung – einer individuellen Behandlung bedürfen.

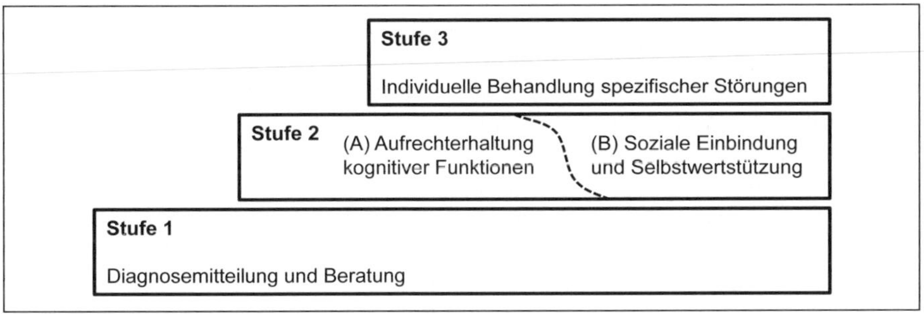

Abbildung 12:
Stufenmodell psychosozialer Interventionen bei leichtgradiger Demenz (adaptiert nach Moniz-Cook & Manthorpe, 2009)

5.2.2 Mitteilung der Diagnose und Beratung (Stufe 1)

Diagnosemitteilung und Beratung sind bereits Interventionen

Die Mitteilung der Demenzdiagnose ist der letzte Schritt im diagnostischen Prozess. Gleichzeitig stellt sie bereits eine Intervention dar, durch die der zukünftige Umgang von Patienten und Angehörigen mit der Erkrankung beeinflusst werden kann. Die Mitteilung der Diagnose einer – im Falle der Alzheimer-Krankheit – neurodegenerativ verursachten Demenz, bei der keine Heilungsmöglichkeit besteht, stellt ein kritisches Lebensereignis dar, weil sie Patienten und Angehörige mit einer eingeschränkten Zukunftsperspektive konfrontiert.

Bei der Diagnosemitteilung ist das Recht der Patienten auf Aufklärung gegenüber der Fürsorgepflicht abzuwägen. Grundsätzlich gebietet die Aufklärungspflicht gegenüber Patienten, die zugrunde liegende Erkrankung zu nennen und nicht nur zu umschreiben. Befragungen in Geriatrie und hausärztlichen

Diagnosemitteilung als Modell für akzeptierenden und konstruktiven Umgang mit der Erkrankung

Praxen in verschiedenen europäischen Ländern ergaben, dass dies Anfang des letzten Jahrzehnts nur bei etwa der Hälfte der Demenzpatienten geschah (Derksen, Vernooij-Dassen, Gillissen, Rikkert & Scheltens, 2006). Hierbei häufig verwendete Umschreibungen wie „Gedächtnisproblem" übernehmen und begünstigen die Tabuisierung von Demenzerkrankungen. Als Gründe wurden Diagnoseunsicherheit, aber auch die Schonung von Patienten angegeben. Diese Gründe erscheinen – bis auf Ausnahmefälle, bsw. bei Suizidalität – überholt, da sich zum einen die diagnostischen Standards in den letzten zwei Dekaden deutlich verbessert haben und zum anderen Befragungen ergaben, dass die Mehrzahl der Betroffenen die Diagnose erfahren und besprechen möchte (van Hout, Vernooij-Dassen, Hoefnagels & Grol, 2001). Die Nennung der Diagnose schließt einen einfühlsamen Umgang mit Patienten und Angehörigen nicht aus. Im Gegenteil: ein akzeptierender und konstruktiver Umgang des Diagnostikers mit der Erkrankung wird als modellhaft erlebt. Neben der Diagnose sollte auch der stark variierende Verlauf erwähnt werden und die – wenn auch eingeschränkten – Möglichkeiten, diesen Verlauf positiv zu beeinflussen.

Für viele Patienten und Angehörigen stellt die Mitteilung der Diagnose den Endpunkt einer langen Diagnostik-Phase dar. Es kann auch erleichternde Aspekte haben, eine Begründung für erlebte Veränderungen zu erfahren und mit Fachleuten darüber zu sprechen. Vielen fällt es dennoch schwer, außerhalb des Behandlungssettings mit der Demenzdiagnose offen umzugehen, weil sie diese als stigmatisierend empfinden und befürchten, als unzurechnungsfähig oder unmündig zu gelten. Auch die Inanspruchnahme psychosozialer Therapieangebote kann schambesetzt sein, im Sinne eines Unvermögens zur Lösung eigener Probleme.

Diagnosemitteilung und Beratung zeitlich trennen

Zur *Beratung* von Patienten und Angehörigen sollte ein weiterer Termin einige Wochen später vereinbart werden. Zum Zeitpunkt der Diagnosemitteilung sind die Patienten in der Regel zu bewegt, um komplexe Informationen aufzunehmen oder gar eigene Anliegen zu formulieren. Die Entscheidung über die Präsenz der Angehörigen sollten die Patienten treffen. In vielen Fällen ist die Anwesenheit eines Angehörigen erwünscht.

Im Beratungsgespräch ist ein chronologischer Dreischritt sinnvoll: Rückblick – aktuelle Situation – Ausblick. Sinnvoll ist eine Orientierung an humanistischen Prinzipien der Gesprächsführung: Empathie gegenüber Patienten und ihren Familien in ihrer schwierigen Lebenssituation, Wertschätzung und Akzeptanz im Hinblick auf bisherige Bewältigungsversuche (Peters, 2006). Beginnend mit der rückblickenden Frage nach dem Zeitraum seit der Diagnosemitteilung wird der bisherige Umgang mit der Erkrankung exploriert. Wenn hierbei die Angehörigen das Wort ergreifen, sollte dies wertschätzend aufgenommen werden, woraufhin auch die Patienten um eine eigene Schilderung gebeten werden und zu aktuellen Beschwerden übergeleitet wird. Auch hier können die Prioritäten von Patienten und Angehörigen verschieden sein. Bei Patienten stehen möglicherweise Gedächtnisstörungen im Vordergrund, bei Angehörigen eher der reduzierte Antrieb oder wiederholtes Fragen.

Professionelle Beratung ist gezielt und indikationsspezifisch

Im Sinne des Stufenmodells ist durch die Berater abzuwägen, ob eine Intervention der Stufen 2 bis 4 indiziert ist. Zu einer professionellen Beratung gehört, dass der Beratende über lokale Angebote informiert ist oder Informationen einholt und nachträglich übermittelt. Die Empfehlung von Interventionen sollte gezielt und nicht als bloße Distribution von Informationsmaterial erfolgen. Auch wenn den Beratern die gegenwärtigen Bewältigungsschritte und Behandlungen ausreichend erscheinen, sollten abschließend die Hauptanliegen und die bereits in die Wege geleiteten Maßnahmen im Sinne einer Empfehlung zur Weiterführung zusammengefasst und Informationen zu Ansprechpartnern im Krisen- oder Verschlechterungsfall genannt werden.

Wird das Beratungsgespräch im medizinisch-neuropsychologischen Zweierteam durchgeführt, so können sowohl pharmakologische als auch psychosoziale Behandlungsmöglichkeiten vorgestellt werden. Die kombinierte Beratung entspricht dem gegenwärtigen Forschungsstand bei AD, wonach sich mit pharmakologischen und nicht pharmakologischen Interventionen ähnliche Verzögerungseffekte erzielen lassen. Zur Wirksamkeit von Kombinationstherapien und zu unerwünschten Nebenwirkungen psychosozialer Interventionen liegen bislang allerdings keine kontrollieren Studien vor. Beratungsrelevant ist neben der im Folgenden dargestellten wachsenden Evidenz für die Wirksamkeit und Kosteneffektivität indikationsbasiert eingesetzter psychosozialer Interventionen die Tatsache, dass sie im Vergleich zu pharmakologischer Behandlung einen höheren Grad an aktiver Mitwirkung von Patienten und Bezugspersonen erfordern.

5.2.3 Aufrechterhaltung kognitiver Leistungen (Stufe 2A)

Kognitives Training

Kognitives Training und kognitive Stimulation verbessern Testleistungen

Unter *Kognitivem Training* versteht man Übungen spezifischer kognitiver Funktionen im Einzel- oder Gruppensetting. Sie können auf die Verbesserung von Gedächtnis, Aufmerksamkeit, exekutive Funktionen, räumliche Orientierung oder Sprache abzielen. Zu unterscheiden sind zwei Gruppen von Verfahren. Die erste Gruppe beruht, dem restitutiven Therapieansatz folgend, auf wiederholter Ausführung von Aufgaben, z. B. dem Merken und Zuordnen von Wörtern oder Bildern, Tracking oder räumliches Navigieren. Trainingspakete mit computergestützten Verfahren zu verschiedenen kognitiven Funktionen liegen im deutschsprachigen Raum vor (z. B. Cogpack®, Rehacom®). Es ist allerdings darauf hinzuweisen, dass diese Verfahren nicht speziell für Demenzpatienten entwickelt wurden. Bei der zweiten Gruppe handelt es sich um eher kompensatorische Verfahren, bei denen Gedächtnishilfen und -strategien *face to-face* vermittelt werden (Bourgeois, 2007; Werheid & Thöne-Otto, 2010). Hierzu zählen:

Kompensatorische Gedächtnishilfen und -strategien

- *Errorless learning:* Ein zentrales Prinzip moderner kognitiver Gedächtnistherapie ist das fehlerfreie Lernen während der Enkodierungs- und Abrufphase. Für Patienten mit Gedächtnisstörungen ist es bei der Enkodierung hilfreicher, ausschließlich die richtige Antwort zu lernen und nicht zu raten, weil andernfalls neben den korrekten auch die fehlerhaften Antwortversuche gespeichert werden. Weiterhin werden beim fehlerfreien Lernen auch Frustrationen durch Fehlerrückmeldung vermieden und das Selbstwertgefühl gestützt. Das Prinzip fehlerfreien Lernens kann mit anderen Enkodier- und Abruftechniken kombiniert werden. Häufige Enkodierungshilfen sind längere Präsentationszeiten und semantische Hinweisreize. Als Abrufhilfen werden meist die *spaced retrieval-* oder *vanishing cues*-Techniken eingesetzt.

- *Spaced retrieval:* Diese Technik soll den Abruf expliziter Gedächtnisinhalte erleichtern. Das Intervall zwischen Enkodierung und Abruf wird schrittweise vergrößert, beginnend mit wenigen Sekunden bis zu einem Zeitraum von mehr als 20 Minuten, bei dem die Langzeitspeicherung als erreicht gilt. Gelingt beim Ausdehnen des Zeitraums der Abruf auf einer gegebenen Stufe nicht mehr, wird das Intervall wieder verkürzt. Während des Abrufintervalls finden üblicherweise andere Aktivitäten statt. Die Abrufversuche werden in der Regel von anderen initiiert.
- *Vanishing cues:* Dem Patienten wird ein Teil des Zielwortes vorgegeben, gerade ausreichend, um einen korrekten Abruf zu ermöglichen. Bei erfolgreichem Abruf wird die Anzahl vorgegebener Laute schrittweise reduziert *(backward chaining)*. Gelingt der Abruf nicht, werden wieder Laute hinzugefügt *(forward chaining)*, bis der Abruf gelingt. In jeder Trainingssitzung wird mit der Ebene begonnen, die der Patient in der vorangegangenen Sitzung noch korrekt beantworten konnte. Diese Technik ermöglicht, beim Lernen Fehler zu vermeiden und trotzdem eine aktive Lernhaltung beim Patienten zu erreichen.

Errorless learing hat kombiniert mit *spaced retrieval* und *vanishing cues* vorteilhafte Effekte (Clare, Wilson, Carter, Roth & Hodges, 2002). Für neurodegenerative Demenzen ist allerdings einschränkend zu erwähnen, dass sich mittels dieser Techniken nur begrenzte Informationsmengen lernen lassen, die die fortschreitenden Gedächtniseinbußen nicht kompensieren können. Zudem ist unklar, ob diese Verbesserungen, die in Studien mittels kognitiver Tests gemessen wurden, auf Alltagssituationen übertragen werden. Dies zeigte auch eine aktuelle Meta-Analyse zur klinischen Signifikanz kognitiver Trainingseffekte bei Demenz (Kurz, Leucht & Lautenschlager, 2011). Von acht randomisiert-kontrollierten Studien zeigten vier signifikante Verbesserungen in kognitiven Tests, allerdings ohne Nachweis ihrer Stabilität. Keine Studie berichtete Verbesserungen oder Stabilisierung von Alltagsfunktionen, Lebensqualität und Wohlbefinden, wobei letztere durchaus denkbar wären.

Nutzung elektronischer Medien

Da immer mehr Demenzpatienten elektronische Medien gerne nutzen, werden PC-gestützte Trainingsaufgaben im Rahmen umfassender kognitiver Stimulationsprogramme bzw. im Rahmen des Aktivitätsaufbaus bei leichtgradiger Demenz eingesetzt. Sie fungieren hier eher als angenehme, alltagsstrukturierende Aktivität. Auch hier könnte ein Trainingseffekt nicht nur mittels Leistungsdiagnostik, sondern auch anhand gesteigerter Stimmung oder Selbstwirksamkeit messbar sein. Bislang liegen jedoch nur Einzelfallstudien zum PC-Training vor (z. B. Cipriani, Bianchetti & Trabucchi, 2006).

In diesem Zusammenhang ist mit Nachdruck darauf hinzuweisen, dass Wirksamkeitsnachweise von Trainings, die bei älteren *gesunden* Personen zur Verbesserung kognitiver Leistungen und zur *Prävention* kognitiver Defizite verwendet werden (z. B. Freshminder®, NeuroNation®, SIMA®), nicht auf Patienten mit Demenz übertragbar sind. Für die genannten Programme – ob PC-basiert oder nicht – liegen keine Befunde zu Demenzpatienten vor. Auch die Wirksamkeit von Mnemotechniken (PQRST, Methode der Loci), die bei gesunden Patienten Gedächtnisverbesserungen erzielen, ließ sich bislang für Demenzpatienten nicht nachweisen. Der vermutliche Grund ist, dass sie auf Gedächtnis- und Exekutivfunktionen aufbauen, die bei Patienten bereits stark beeinträchtigt sind.

Realitäts-Orientierungs-Training

Das Realitäts-Orientierung-Training (ROT; Taulbee & Folsom, 1966) war eine der ersten Interventionsformen, die speziell für Demenzpatienten entwickelt wurden. Es zielte auf die beeinträchtigte örtlich-zeitliche und personale Orientierung dementer Patienten ab und beinhaltete nach behavioristischen Prinzipien die massierte Wiederholung solcher Informationen. Das ROT wurde meist in Heimen eingesetzt, entweder in strukturierter Form („Klassenraum-ROT") oder als „24-Stunden-ROT".

Klassenraum- und 24-Stunden-ROT

Beim Klassenraum-ROT wurde in kleinen Patientengruppen anhand externer Hilfen (z. B. Wandkalender, Stationsplan, beschriftete Fotos) eine Orientierung zum aktuellen Tag, zum Aufenthaltsort und zur eigenen Person sowie zu den Mitpatienten geübt. Beim 24-Stunden-ROT werden auch informelle Kontakte zwischen Patient und Pflegepersonal dazu genutzt, orientierende Informationen zu vermitteln oder Orientierungsverhalten positiv zu verstärken. Für das Klassenraum-ROT wurde in mehreren Studien eine leichte Verbesserung kognitiver und verhaltensbezogener Schwierigkeiten nachgewiesen (Spector, Davies, Woods & Orrell, 2000). Obwohl dem ROT heute lediglich historische Bedeutung zukommt, wurden in vielen Langzeitpflegeeinrichtungen Elemente des 24-Stunden-ROTs übernommen, z. B. große Datums- und Zeitanzeigen oder das ROT-Board, ein Anschlagbrett mit täglich aktualisierten Informationen zur zeitlichen und räumlichen Orientierung.

Kognitive Stimulation

Kognitive Stimulationsprogramme (KS) haben sich aus dem ROT entwickelt, behalten die Idee der regelmäßigen kognitiven Aktivierung bei, binden sie aber in regelmäßige Gruppensitzungen mit angenehmen Aktivitäten ein. Beispielhaft sei das von Spector und Kollegen (s. u.) entwickelte Gruppenprogramm genannt, das für Langzeitpflegeeinrichtungen konzipiert wurde. Es umfasst 14 strukturierte Sitzungen mit wiederkehrendem Ablauf, die sowohl orientierende Elemente zum aktuellen Tag und Tagesgeschehen beinhalten als auch thematische Einheiten, z. B. die Beschreibung und Identifizierung von Gesichtern bekannter Persönlichkeiten.

Kognitive Stimulation ist wirksam und kosteneffektiv

In mehreren Studien ließen sich für dieses Gruppenprogramm, aber auch im Einzelsetting im Vergleich zur Standardbehandlung moderate, signifikante Prä-/Post-Effekte mittels ADAS-Cog nachweisen (Spector et al., 2003; Spector, Woods & Orrell, 2008). Positive Auswirkungen fanden sich auch auf die Lebensqualität, jedoch nicht auf Alltagsfunktionen, verhaltensbezogene und psychische Symptome (BPSD) oder Depressivität. Die Kosteneffektivität von KS im Vergleich zur pharmakologischen Behandlung ist belegt (Knapp et al., 2006).

5.2.4 Soziale Einbindung und Selbstwertstützung (Stufe 2B)

Lebensrückblick-Interventionen

Lebensrückblickinterventionen in Gruppen sind wirksam bei Depression im Alter

Lebensrückblick-Interventionen (LRI) haben ihre Wurzeln in der Gerontologie, den Pflegewissenschaften und der Sozialpädagogik und sind in psychologischen und medizinischen Kontexten weniger bekannt. Ihre Wirksamkeit ist vor allem bei depressiven Störungen im Alter belegt (Szkudlarek-Althaus & Werheid, 2013). Bei Demenzpatienten werden LRI als *reminiscence groups* (Erinnerungsgruppen, z. B. Schweitzer & Bruce, 2010) oder als Biografiearbeit im Einzelsetting durchgeführt. Durch Aktivierung und soziale Einbindung sollen die Stimmung stabilisiert und kognitive Defizite verbessert werden.

Unterschiedliche, auch unerwünschte Effekte von Erinnerungsgruppen

In *reminiscence groups* werden Erinnerungen rund um bestimmte Themen gesammelt, z. B. Feste im Jahreskreis, typische Jugenderfahrungen wie z. B. Tanztee. Hierzu liegt eine Studie an Patienten mit VD vor, die eine Verbesserung sozialer Interaktionen und damit einhergehende Veränderungen im frontalen Hirnmetabolismus zeigte (Akanuma et al., 2011). Trotz vielversprechender Einzelfallstudien und unkontrollierter Studien (Woods, Spector, Jones, Orrell & Davies, 2005) konnte eine aktuelle multizentrische, randomisiert-kontrollierte Studie zu Wirksamkeit und Kosteneffektivität von Erinnerungsgruppen mit Patienten und Angehörigen keine Verbesserungen bezüglich autobiografischem Gedächtnis, ADL, Stimmung, Beziehungsqualität und Gesundheitskosten nachweisen (Woods et al., 2012). Die Belastung und Besorgtheit der Angehörigen stiegen in der Interventionsgruppe sogar leicht an, so dass die Autoren der Studie anregten, die Durchführung solcher Interventionen kritisch zu überprüfen.

Zu den Gruppeninterventionen mit LRI zählen auch die *Alzheimer Cafés* oder *Erinnerungscafés*, für die verschiedene Materialien und Formate entwickelt wurden (z. B. Bell & Troxel, 1997). Sie werden häufig von Selbsthilfe- und Angehörigeninitiativen angeboten, meist als gemütliche Treffen bei Kuchen und Getränken mit Austausch zu demenzbezogenen Themen. Zur Wirksamkeit liegen bislang nur anekdotische Einzelfallberichte vor (Pratt, Clare & Aggarwal, 2005). Teilweise werden sie in umfangreichere Beratungs- und Behandlungsangebote auch für Angehörige eingebettet, in Form von *meeting centers*, die erfolgreich im Sinne von Angehörigenentlastung und Kosteneffektivität etabliert wurden (Droes, Meiland, Schmitz & Van Tilburg, 2006).

5.2.5 Individualtherapie spezifischer Störungen (Stufe 3)

Bei einigen Patienten treten bereits im Frühstadium der Demenz krankheitswertige psychische Symptome auf, die aktuelles Befinden und Prognose deutlich verschlechtern.

Depression und Angst bei Demenz

Depressive Symptome sind besonders häufig. Häufigkeitsangaben für depressive Syndrome schwanken in Meta-Analysen zwischen 30 und 40 %. Tatsächlich sind Depressionen in der Vorgeschichte ein bedeutender Risikofaktor für die spätere Ausprägung einer Demenz (s. Kapitel 6). Wahrscheinlich liegt dies sowohl an den neurobiologischen Veränderungen, die bereits viele Jahre vor der Demenzdiagnose einsetzen, als auch an der depressionsbedingt reduzierten Aktivität.

Depression und Angst sind psychologisch behandelbar

Angst tritt ebenfalls häufiger auf als bei altersgleichen Personen ohne kognitive Defizite (Seignourel, Kunik, Snow, Wilson & Stanley, 2008). Häufig ähneln die Symptome einer generalisierten Angststörung, mit vermehrten Sorgen und Grübeln, jedoch ohne Panikattacken, daher bleibt ihre Störungswertigkeit oft unerkannt. Zur manualisierten verhaltenstherapeutischen Angstbehandlung wird derzeit eine kontrollierte monozentrische Studie durchgeführt (Spector et al., 2012), deren Ergebnisse voraussichtlich noch 2014 vorliegen werden.

Die genannten psychischen Störungen sind bei Demenz unterdiagnostiziert, denn sie werden im Sinne einer *fallacy of good reasons* (Laidlaw, 2001) zuweilen als verständliche Reaktion auf die Demenzdiagnose oder auf die fortschreitende Symptomatik gewertet. Bleiben sie unbehandelt, vergrößert sich das Leiden in zweifacher Hinsicht. Neben Einbußen an Lebensqualität schränken Angst- und Depressionssymptome bereits im Frühstadium die Selbstständigkeit der Patienten stärker ein, als durch die kognitiven Einbußen nötig wäre. Sie verstärken den sozialen Rückzug und die Inaktivität, was – im Sinne eines Teufelskreises – wiederum kognitive Kompetenzverluste beschleunigt (Werheid & Baron, 2009). Einer aktuellen Cochrane-Übersicht zufolge (Orgeta, Qazi, Spector & Orrell, 2014) kann die Wirksamkeit psychologischer, darunter vorwiegend verhaltenstherapeutischer Interventionen zur Reduktion von Depression und Angst bei Demenz als belegt gelten. Bei MCI existieren bislang keine Studien, die internationalen Qualitätsstandards genügen. Die pharmakologische Behandlung von Depression und generalisierter Angst mit Serotonin-Noradrenalin-Wiederaufnahmehemmern gleicht derjenigen von Depressionen im Alter.

Verhaltenstherapeutische Ansätze

Aktivitätsaufbau reduziert Depression bei leichtgradiger Demenz

Aktivitätsaufbau als klassische Komponente verhaltenstherapeutischer Depressionstherapie ist auch bei Demenz wirksam (Teri, Logsdon, Uomoto & McCurry, 1997). Mittels einer adaptierten Liste angenehmer Aktivitäten (dt. Fassung z. B. Werheid & Thöne-Otto, 2010) werden verstärkende, nicht überfordernde und möglichst regelmäßig ausübbare Aktivitäten identifiziert und in den Alltag der Patienten integriert.

Wie bereits beim Thema *Kognitives Training* erwähnt, fallen die spezifischen Aktivitäten individuell höchst unterschiedlich aus (Wiederaufnahme früherer Hobbys, PC-Training, Beschäftigung mit biografischem Material, kognitive Stimulationsprogramme oder Kunst-, Musik-, Sportgruppen). Für die Kombination von Aktivitätsaufbau und körperlichem Training liegt bei Alzheimer-Patienten mit klinisch relevanter depressiver Symptomatik ein RCT vor, das zeigte, dass neben der physischen Verfassung auch die Depressivität signifikant verbessert werden konnte – ein Effekt, der über zwei Jahre stabil blieb (Teri et al., 2003).

Individualisierte Biografiearbeit

Biografiearbeit gehört zu den in Abschnitt 5.2.4 behandelten Lebensrückblick-Interventionen (LRI), ist in ihrer individualisierten Form jedoch eher zu den Stufe 3-Interventionen zu zählen. In Anlehnung an die Eriksonschen Entwicklungsstufen werden verschiedene Lebensphasen thematisiert: Kindheit, Jugend, junges Erwachsenenalter, mittleres Erwachsenenalter und Familienleben, ggf. auch junges Alter und die unmittelbar zurückliegenden Jahre. Biografiearbeit wird meist im Einzelsetting durchgeführt, auch als Teil multidimensionaler Interventionen, z. B. als Modul des KORDIAL-Programms (Werheid & Thöne-Otto, 2010). Hierzu liegen verschiedene Anleitungen und Materialien vor, z. B. zur Erstellung persönlicher Fotoalben, Zeitleisten oder Collagen (Ruhe, 2007).

Ihre Wirksamkeit bei Depression im Alter ist gut belegt (Bohlmeijer, Smit & Cuijpers, 2003), für Demenzpatienten liegen lediglich Einzelfallberichte vor. Es wäre zu prüfen, ob die therapeutische Dynamik dieser Methode im Einzelsetting auch bei Demenzpatienten positive Auswirkungen hat. Für die Zukunft werden aufgrund der veränderten Mediennutzung und des wachsenden Zugangs älterer Personen zu elektronischen Medien auch individuell gestaltete Filme mit autobiografischen Videoaufnahmen (Massimi et al., 2008) oder elektronische Dokumentensammlungen an Bedeutung gewinnen (z. B. Astell, Ellis, Alm, Dye & Gowans, 2010).

Multimodale Interventionsprogramme

Selbst-Erhaltungs-Therapie (SET)

Der *Selbst-Erhaltungs-Therapie* (Romero & Eder, 1992) kommt als erstem multimodalen Interventionskonzept im deutschsprachigen Raum eine Pionierrolle bei der integrativen psychosozialen Behandlung leicht- bis mittelgradiger Demenz zu. Der Ansatz gründet auf der Überlegung, dass die Ziele der Demenzbehandlung (s. Abschnitt 5.1.1) am besten über den größtmöglichen Erhalt des *personalen Selbst*, einem zentralen Konzept der humanistischen Psychologie, zu erreichen sind. Durch die demenzverursachende Erkrankung wird das Selbst bedroht; um es zu stabilisieren, werden nach einer ausführlichen Anamnese durch den Therapeuten verschiedene Therapieformen kombiniert. Hierzu zählen bestätigende Kommunikationsformen (s. Abschnitt 5.1.4), individuellen Interessen angepasste Beschäftigungsprogramme (z. B. Musik- und Kunst-Therapie), sowie Biografiearbeit (s. o.) im wechselnden Setting (Einzel, Familie, Gruppe). Für Angehörige sieht das Programm psychoedukative und beratende Angebote sowie Anleitungen zur Alltagsintegration erreichter Veränderungen vor. Erste Hinweise auf eine positive Wirkung der SET auf Stimmung und BPSD wurden in einer Pilotstudie gefunden, die eine konsekutiv erhobene Patientenkohorte ohne Kontrollgruppe untersuchte (Romero & Wenz, 2002).

Kordial-Programm

Das *Kordial-Programm* (Werheid & Thöne-Otto, 2010) integriert Elemente der Verhaltenstherapie, der Biografiearbeit und der neuropsychologischen Gedächtnistherapie. Das Programm ist für das einzeltherapeutische Setting konzipiert, Angehörige werden als Co-Therapeuten intensiv in die Therapie eingebunden. In einer randomisiert-kontrollierten Studie (N = 201) wurde die Wirksamkeit des Programms untersucht (Kurz et al., 2008, 2012). Bei weiblichen Teilnehmern der Interventionsgruppe reduzierte sich die depressive Symptomatik im Vergleich zur Kontrollgruppe, wie mittels Strukturgleichungsmodellierung bestätigt wurde (Werheid, Koehncke, Ziegler & Kurz, in Revision). Keine Effekte fanden sich im Bezug auf ADL, Lebensqualität und Kognition. Die Nachuntersuchung zeigte zudem einen signifikanten Gruppenunterschied in der Selbstwirksamkeit (Kurz et al., 2012). Die geschlechtsspezifischen Effekte könnten mit dem qualitativ oder quantitativ unterschiedlichen Interventionsbedarf weiblicher oder männlicher Angehöriger – meist Ehepartner – zusammenhängen (vgl. Baron, Ulstein & Werheid, 2014; Jungbauer, Doll & Wilz, 2008).

Das Kordial-Programm von Werheid & Thöne-Otto (2010)
Ziel und Ablauf
KORDIAL hat einen kompensatorischen Therapieansatz mit dem Ziel, die Patienten in der Bewältigung der kognitiven und emotionalen Veränderung durch die Erkrankung zu unterstützen. Materialien (Arbeitsblätter, Angehörigenbriefe), regelmäßige Sitzungsstruktur und Inhalte sind auf die Lebenssituation und die kognitiven Kapazitäten von Patienten mit leichtgradiger Demenz vom Alzheimer-Typ abgestimmt. Das Programm umfasst 6 Module mit je zwei Sitzungen, von denen die jeweils erste mit dem Patienten allein stattfindet, die zweite mit der Haupt-Bezugsperson.
Module
I. Einführungsmodul Sitzung 1: Einführung in das Behandlungsprogramm Sitzung 2: Vereinbarung von Therapiezielen
II. Der Hauskalender und andere Gedächtnishilfen Sitzung 3: Einführung eines Hauskalenders Sitzung 4: Den Hauskalender gemeinsam nutzen
III. Gedächtnisprobleme im Alltag Sitzung 5: Entlastung durch Gewohnheit Sitzung 6: Gedächtnisprobleme gemeinsam bewältigen
IV. Regelmäßige Aktivitäten Sitzung 7: Der Wochenrhythmus Sitzung 8: Aufbau angenehmer Aktivitäten
V. Kraftquellen in der Lebensgeschichte Sitzung 9: Persönliche Erinnerungsschätze Sitzung 10: Gemeinsame Biografiearbeit
VI. Abschlussmodul Sitzung 11: Auswertung der Therapieziele Sitzung 12: Gemeinsamer Rückblick und Zukunftsplanung

5.3 Psychosoziale Interventionen bei mittelgradiger bis schwerer Demenz

Bei mittelgradiger bis schwerer Demenz ist die Selbstständigkeit der Patienten zunehmend eingeschränkt. Größtmögliche Lebensqualität und Wohlbefinden wird zum wichtigsten Therapieziel – die Messung dieser Parameter in fortgeschrittenen Krankheitsstadien ist jedoch schwierig und wird meist über qualitative Maße wie Interviews von Pflegepersonen, Verhaltensbeobachtung oder dem Ausmaß herausfordernden Verhaltens operationalisiert. Studien liegen vor allem für Patienten vor, die in Langzeitpflegeeinrichtungen leben. Überblicksarbeiten zeigen, dass vor allem das aktive Engagement von Pflegepersonal und Familie entscheidend ist (Lawrence, Fossey, Ballard, Moniz-Cook & Murray, 2012). Zentrale Qualitätsmerkmale sind ein individueller Pflegeplan (Vernooij-Dassen, Vasse, Zuidema, Cohen-Mansfield & Moyle, 2010), der in Fallkonferenzen regelmäßig aktualisiert wird. Neben psychosozialen Interventionen werden auch pharmakologische Behandlungsstrategien in diesen Fallkonferenzen geprüft und aktualisiert, insbesondere bei Patienten mit Mehrfachmedikation und Neuroleptika-Einnahme (s. Abschnitt 5.4).

Klinische Studien bei schwerer Demenz nach gängigen Qualitätskriterien schwer durchführbar

Bei mittelgradiger bis schwerer Demenz sind einige der bereits dargestellten selbstwertstützenden Interventionen gut durchführbar, sofern sie eher geringe kognitive Anforderungen stellen, wie Musik- und Kunsttherapie, tiergestützte Therapie und Humorinterventionen. Im Folgenden werden einige Interventionsformen dargestellt, die speziell für *fortgeschrittene* Demenzstadien entwickelt wurden. Der Schwerpunkt liegt auf Verfahren, die von Psychologen durchgeführt oder supervidiert werden. Einschränkend ist zu bemerken, dass aus ethischen und praktischen Gründen empirische Nachweise nach dem Muster randomisiert-kontrollierter Studien bei schwerer Demenzausprägung, also im Pflegebereich, kaum zu erbringen sind, weil Verblindung, Kontrollgruppenzuweisung, Kontrolle von Placebo-Effekten und Auswahl von Outcome-Kriterien erschwert sind. In diesem Bereich ist eine Anpassung methodischer Kriterien für klinische Studien erforderlich (Murfield, Cooke, Moyle, Shum & Harrison, 2011).

Verhaltensanalyse und -modifikation

Strategien zur Verhaltensanalyse und -modifikation werden in fortgeschrittenen Demenzstadien vor allem zur Reduktion von herausforderndem Verhalten, insbesondere Agitation und Aggression, eingesetzt. Prinzipiell eignen sie sich aber auch zum Verhaltensaufbau. Hierbei werden zunächst mögliche Ursachen, Auslöser, Konsequenzen sowie kurz- und langfristige Verstärker des betreffenden Verhaltens analysiert, dann wird versucht, durch die Veränderung situativer Bedingungen oder Verstärkerstrukturen Einfluss darauf zu nehmen. Während bei der verhaltenstherapeutischen Behandlung in frühen Demenzstadien Gedanken und Gefühle von den Patienten in der Regel selbst geschildert werden können, muss in späteren Stadien aus der Beobachtung auf innere Zustände geschlossen werden, was die Validität der Methode einschränkt. Dennoch birgt sie den Vorteil einer systematischen Konzeptualisierung von Ursache-Wirkungs-Zusammenhängen, die bsw. im Rahmen eines Pflegeplans in konkrete Veränderungen von Pflege und Betreuung umsetzbar sind. Bislang liegen für eine Wirksamkeitsbeurteilung nur Studien im häuslichen Bereich vor, obwohl die Interventionsform sehr gut für Institutionen der Langzeitpflege geeignet erscheint und im Rahmen von Fallkonferenzen gut realisierbar sein könnte.

Validations-Therapie

Von Naomi Feil (1992) als Therapieform entwickelt (s. Abschnitt 5.1.4), basiert das Konzept auf einem humanistischen Menschenbild. Der an Demenz erkrankte Mensch wird als Person betrachtet, die versucht, ungeklärte innere Konflikte aus früheren Lebensphasen zu bewältigen. Ein Beispiel: eine motorisch unruhige Patientin, die ständig auf der Suche nach ihrer Handtasche ist und eine Nichte verdächtigt, diese gestohlen zu haben, könnte hiermit zum Ausdruck bringen, dass ihr etwas Wichtiges fehlt, oder dass sie sich durch Personen, die der Nichte früher ähnelten, verletzt oder übervorteilt fühlte. Durch einfühlsames Nachfragen wird diese im Hintergrund liegende Motivation exploriert. In einer Überblicksarbeit wurde festgestellt, dass nicht genügend Evidenz zur Wirksamkeit dieser Therapieform vorliegt (Neal & Briggs, 2003).

Sensuomotorische Stimulation

„Snoezelen" erhöht Wohlbefinden

Bei sensuomotorischer Stimulation, auch unter dem niederländischen Begriff *Snoezelen* bekannt, werden mit dem Ziel erhöhten Wohlbefindens und reduzierten unerwünschten Verhaltens die primären Sinne Sehen, Hören, Tasten, Schmecken und Riechen stimuliert. Dies kann beispielsweise durch meditative Musik oder entspannende ätherische Öle geschehen, daher wird auch Aromatherapie hier aufgeführt. Ursprünglich für den Bereich angeborener schwerer intellektueller Einschränkungen entwickelt, wird diese Art der Stimulation vermehrt bei Demenzpatienten eingesetzt. Aufgrund der großen Variationsbreite von Methoden und Outcome-Maßen ist die Wirksamkeit schwer zu evaluieren. Chung und Lai (2002) konstatierten eine nicht ausreichende Evidenz für Patienten. Eine alternative Perspektive, die angesichts des wachsenden Personalbedarfs in der Pflege zukunftsweisend erscheint, nahm eine Studie ein, die Pflegekräfte in Bezug auf ihre Arbeitsbelastung befragte (van Weert, van Dulmen, Spreeuwenberg, Bensing & Ribbe, 2005). Zeitdruck, arbeitsbezogene Probleme, Stressreaktionen und Erschöpfung wurden vom Pflegepersonal auf Stationen mit Snoezelen-Therapie signifikant niedriger eingeschätzt. Speziell für Aromatherapie stellten Fung, Tsang und Chung (2012) eine Reihe von positiven Befunden in Bezug auf BPSD-Reduktion, Erhaltung kognitiver Leistungen, Lebensqualität und ADL zusammen. Auch hier gibt es großen Forschungsbedarf.

Multimodales Interventionsprogramm

Multimodale Aktivierung bremst Verschlechterung auch bei mittelgradiger Demenz

Speziell für Bewohner von Pflegeheimen mit Demenz unterschiedlicher Ätiologie wurde das „MAKS aktiv"-Programm entwickelt (Graessel et al., 2011). Die Abkürzung steht für vier Bereiche der Aktivierungstherapie: motorisch, alltagspraktisch, kognitiv und spirituell. Bei Patienten, die ein halbes Jahr lang an sechs Tagen pro Woche für je zwei Stunden ein manualisiertes Therapieangebot in einem dieser vier Bereiche erhielten, zeigten im Vergleich zur Kontrollgruppe unmittelbar nach Ende der Therapie sowie nach 12 Monaten geringere kognitive Einbußen (ADAS-Cog) und eine verbesserte Gesamtsymptomatik, insbesondere hinsichtlich Befinden und Verhaltensauffälligkeiten in der Fremdbeurteilung durch Pflegekräfte (NOSGER). Allerdings unterschritten auch die kognitiven Einbußen der Kontrollgruppe das erwartete Ausmaß (Luttenberger, Hofner & Graessel, 2012). Insgesamt bestätigen die Ergebnisse frühere Befunde, wonach sich durch langfristige multimodale Aktivierungsprogramme auch bei mittelschwerer bis schwerer Demenz Effekte auf Kognition, Befinden und Verhalten erzielen lassen (z. B. Olazaran et al., 2010).

5.4 Pharmakotherapie

Bei der pharmakologischen Behandlung von Demenzen ist zu unterscheiden zwischen Antidementiva, d. h. Medikamenten, die auf die Verbesserung der Hirnleistung und damit die Unterstützung kognitiver Funktionen abzielen, und Medikamenten, die zur Behandlung der Begleiterscheinungen von Demenzen wie Depression oder Psychischen oder Verhaltensbezogenen Symptomen bei Demenz (BPSD) eingesetzt werden.

Antidementiva verzögern Abbau kognitiver Funktionen und ADL um mehrere Monate

Antidementiva. Zu dieser Gruppe zählen Medikamente, die die cholinerge und glutamaterge Neurotransmission optimieren (vgl. Tab. 14). In Europa sind für Patienten mit Alzheimer-Krankheit im leichten bis mittelschweren Demenzstadium Acetylcholinesterase-(AChe-)Hemmer zugelassen. Sie reduzieren die Aktivität des Enzyms, das Acetylcholin abbaut, und erhöhen dadurch indirekt die verfügbare Menge dieses Neurotransmitters im synaptischen Spalt. Für Patienten mit Alzheimer-Krankheit im mittelschweren bis schweren Demenzstadium ist Memantin zugelassen, das vor allem die glutamaterge Neurotransmission moduliert. Beide Medikamente verlangsamen die Verschlechterung von kognitiven Funktionen und ADL um mehrere Monate. Die Kombination beider Medikamente bringt keinen zusätzlichen Nutzen gegenüber der Monotherapie (Howard et al., 2012). Kontrovers diskutiert wird, ob im mittleren Stadium einem Wechsel der Medikamentengruppe oder einer *Off-label*-Weiterführung von AChE-Hemmern bei zusätzlichem Ansetzen von Memantin der

Tabelle 14:
In Deutschland zugelassene Antidementiva

Wirkstoff	Handelsname	Wirkmechanismus	Mögliche Nebenwirkung	Zugelassen für
Donepezil	Aricept	cholinerg	Gastrointestinale Störungen, Harndrang, Schwindel, Muskelkrämpfe, Erschöpfung, Herzrhythmusstörungen, Hypotonie	Leicht- bis mittelgradige Alzheimer-Krankheit
Galantamin	Reminyl			
Rivastigmin	Exelon			
Memantin	Axura Ebixa Memando	glutamaterg	Hypertonus, Ödeme, Schwindel, Kopfschmerz	Mittelgradige bis schwere Alzheimer-Krankheit

Vorzug gegeben werden sollte. Bei der häufig vorkommenden Mischform AD/VD werden Antidementiva gemäß S3-Leitlinie in gleicher Weise empfohlen wie bei reiner AD. Die Wirksamkeit von Antidementiva bei MCI konnte nicht nachgewiesen werden. Für VD und FTLD sind Antidementiva nicht zugelassen, bei Lewy-Body-Demenz ist ihre Wirksamkeit nicht eindeutig nachgewiesen (Rolinski, Fox, Maidment & McShane, 2012).

Unerwünschte Nebenwirkungen bei Antidepressiva

Antidepressiva. Demenzpatienten, die unter depressiven Symptomen leiden, werden heute zumeist mit Serontonin-Wiederaufnahmehemmern (SSRI; Citalopram, Fluoxetin, Fluvoxamin, Paroxetin, Sertralin), oder kombinierten Serotonin-Noradrenalin-Wiederaufnahmehemmern (NaSSa; Mirtazapin) behandelt. Antidepressiva-Verschreibungen sind weit verbreitet: in einer großen französischen Longitudinalstudie (N = 686) wurden Antidepressiva bei etwa einem Drittel aller Alzheimer-Patienten, die zu Beginn der Studie nicht depressiv waren, innerhalb von vier Jahren aufgrund des Auftretens depressiver Symptome angesetzt (Arbus et al., 2010). Antidepressiva galten lange Zeit als unbedenklich und wurden bei Alzheimer-Patienten in gleicher Weise empfohlen wie bei gesunden älteren Patienten mit Depression. In den letzten Jahren ist dies in Frage gestellt worden durch Studien, die bei ungünstigerem Nebenwirkungsprofil keine überlegene antidepressive Wirkung von SSRI (Sertralin) und NaSSA (Mirtazapin) gegenüber Placebobehandlung feststellen konnten (Banerjee et al., 2011). Zudem wurden bei Patienten mit antidepressiver Medikation (ohne Festlegung des Wirkstoffs) eine erhöhte Rate unerwünschter Ereignisse festgestellt, vor allem eine erhöhte Neigung zu Stürzen mit Verletzungsfolge. Einer Cochrane-Übersicht (Seitz et al., 2011) zufolge reduzieren Antidepressiva wirksam Verhaltenssymptome und psychische Auffälligkeiten wie Agitation und Wahnphänomene.

Erwünschte und unerwünschte Wirkungen von Neuroleptika bei Demenz

Neuroleptika werden in mittelschweren bis schweren Demenzstadien bei vielen Patienten zur Behandlung von BPSD verschrieben. Aufgrund ihres allgemein günstigeren Nebenwirkungsprofils werden atypische Neuroleptika wie Olanzapin, Valproat und Quetiapin meist klassischen Neuroleptika wie Haloperidol vorgezogen. Bei Behandlungszeiträumen bis zu 3 Monaten reduzieren sie aggressives Verhalten und Wahnphänomene, erhöhen jedoch die Mortalität auf das 1.5- bis 1.8-Fache gegenüber unbehandelten Patienten (Carson, McDonagh & Peterson, 2006). Neuroleptika sind, mit Ausnahme von Risperidon, nicht speziell für Demenzpatienten zugelassen. Eine Kombination mit anderen Medikamenten, z. B. AChE-Hemmern, ist kontraindiziert. Hauptargument für die Verschreibung von Neuroleptika ist die verminderte Belastung von Pflegepersonen (Mohamed et al., 2012).

Kritisch diskutiert wird insbesondere die Langzeitbehandlung mit Neuroleptika, bei der das Wirkungs-/Nebenwirkungsprofil zunehmend ungünstig ausfällt, da neben der erhöhten Mortalität vermehrt Sedierung bzw. Schläfrigkeit, Verwirrtheitszustände und kardiovaskuläre Nebenwirkungen auftreten. Ein Neuroleptika-Entzug nach diesem Zeitraum ergab keine Verschlechterung der BPSD, so dass diese Therapieform nur für Zeiträume von bis zu drei Monaten, z. B. beim Übergang in neue Pflegesituationen, empfohlen werden kann (Ballard, Khan, Clack & Corbett, 2011). Bei Lewy-Body-Demenz sind Neuroleptika kontraindiziert, da sie Sensitivitätsreaktionen und Wahnzustände auslösen können.

Generika und Off-label-Verschreibungen

Die Debatten um Wirksamkeit und Nebenwirkungsprofile, die für alle drei Medikamentengruppen in den letzten Jahren kontrovers geführt wurden, sind auch vor dem Hintergrund kommerzieller Interessen der Herstellerfirmen zu sehen. Die Entwicklung neuer Behandlungsansätze ist seit Jahren ein Schwerpunkt pharmakologischer Forschung, der in den letzten Jahren jedoch zu keinen Neuzulassungen über die genannten Medikamente hinaus geführt hat. Durch das Auslaufen des Patentschutzes werden in Kürze alle Antidementiva als Generika preiswert erhältlich sein, was eine Erhöhung der Absatzmenge nicht nur im zugelassenen Bereich, sondern auch durch *Off-label*-Verschreibungen, Kombinationstherapien und bereits initiierte Erweiterungen der Indikationsbreite nach sich ziehen wird.

6 Prävention

Mögliche Risikofaktoren

Angesichts der fehlenden Heilungsmöglichkeiten ist die *Vorbeugung* von Demenzerkrankungen von besonderer Bedeutung. Prävention setzt allerdings Wissen über Risikofaktoren und protektive Mechanismen voraus. Zahlreiche Untersuchungen, die sich zumeist auf Alzheimer-Demenzen beziehen, identifizierten als mögliche Risikofaktoren familiäre Häufung und bestimmte Genvarianten, Schädel-Hirn-Traumen, Schulbildung und Beruf, Ernährung (Fetthaltigkeit, Kalorienaufnahme und Übergewicht), Genussmittelgebrauch (Alkohol und Rauchen), kardiovaskuläre Faktoren (Hypertonie, Hypercholesterinämie, Hyperhomozysteinämie, Diabetes mellitus) und Depression. Als protektive Faktoren werden geistige und körperliche Aktivität, ausgewogene Ernährung, maßvoller Alkoholkonsum sowie medikamentöse Prävention (neben Antidementiva insbesondere Antihypertensiva) diskutiert (Bickel, 2012).

Protektive Faktoren

Während genetische Faktoren (s. Abschnitt 2.1) bislang eher forschungs- als klinikrelevant sind (Hollingworth, Harold, Jones, Owen & Williams, 2011), richtet sich die Prävention demenzieller Erkrankungen naturgemäß auf *direkt beeinflussbare* Risikofaktoren. Neben Bildung, körperlichen Erkrankungen und Depression sind dies vor allem die bereits in Kapitel 2 genannten „Lifestyle-Faktoren". Schätzungen zufolge würden Interventionen, die den Beginn und die Progredienz neurodegenerativer Demenzerkrankungen durchschnittlich um etwa 12 Monate verzögern, bis zum Jahre 2050 rund 9.2 Mio weniger Behandlungsbedürftige weltweit bedeuten (Brookmeyer, Johnson, Ziegler-Graham & Arrighi, 2007).

6.1 Populationsattributables Risiko modifizierbarer Faktoren

In einer bemerkenswerten Modellrechnung schätzten Barnes und Yaffe (2011) das populationsattributable Risiko der wichtigsten modifizierbaren Demenzrisikofaktoren. Dieses Risiko gibt Auskunft darüber, wie stark das Vorkommen einer Krankheit durch Elimination wahrscheinlich kausaler Faktoren reduziert werden kann. Es ist umso größer, je häufiger die zur Schätzung herangezogenen Risikofaktoren in der Bevölkerung vorkommen und je stärker sie zur Risikoerhöhung betragen. Tabelle 15 führt die im Schätzmodell verwendeten sieben Risikofaktoren, ihre Prävalenz und das mit ihnen durchschnittlich verbundene relative Risiko für eine Demenzentstehung auf.

Tabelle 15:
Prävalenz beeinflussbarer Risikofaktoren für die Alzheimer-Krankheit weltweit mit jeweiligen relativen Risiken (nach Barnes & Yaffe, 2011)

Risikofaktor	Prävalenz (%)	Relatives Risiko (95 % CI)
Diabetes mellitus	6.4	1.4 (1.2–1.7)
Hypertonie im mittleren Alter	8.9	1.6 (1.2–2.2)
Übergewicht im mittleren Alter	3.4	1.6 (1.3–1.9)
Depression	13.2	1.9 (1.6–2.3)
Körperliche Inaktivität	17.7	1.8 (1.2–2.8)
Rauchen	27.4	1.6 (1.2–2.2)
Niedriger Bildungsstand	40.0	1.6 (1.4–1.9)

Ein gesunder, aktiver Lebensstil reduziert das Demenzrisiko

Auf dieser Grundlage sowie speziell auf die USA bezogenen Daten berechneten die Autoren das populationsattributable Risiko jedes Faktors als denjenigen Anteil an Erkrankungsfällen, der auf den betreffenden Faktor zurückgeht. Demnach sind ungefähr die Hälfte aller Alzheimer-Erkrankungen weltweit (17.2 Mio.) bzw. in den USA (2.9 Mio.) auf diese sieben Risikofaktoren zurückzuführen. Eine 10 bis 25 %ige Reduktion aller sieben Faktoren zugleich würde weltweit 1.1 bis 3.0 Mio. Erkrankungen vermeiden, in den USA allein wären es immerhin noch 184 000 bis 492 000.

Diese Schätzungen zeigen, welches Präventionspotenzial modifizierbare Risikofaktoren haben, werfen aber um so dringlicher die Frage auf, wie die Vorbeugung zu bewerkstelligen sei. Im Folgenden werden drei Bereiche vertieft, die für neuropsychologische Interventionen relevant sind.

6.2 Risikofaktor Depression

Depressionen im mittleren Lebensalter erhöhen späteres Demenzrisiko

Vorbestehende Depressionen, einschließlich solcher im mittleren Lebensalter, verdoppeln nahezu das Risiko einer späteren AD (Ownby, Crocco, Acevedo, John & Loewenstein, 2006). Bei MCI mit gleichzeitig vorliegender Depression verdoppelt sich das Risiko nochmals, innerhalb der kommenden drei Jahre eine AD zu entwickeln, und sie setzt auch früher ein (Modrego & Ferrandez, 2004).

Neurobiologische Befunde zeigen, dass ältere Menschen mit einer amyloidassoziierten Depression im Vergleich zu Gesunden ausgeprägte Beeinträchtigungen mnestischer, visuell-räumlicher und exekutiver Funktionen aufweisen, wohingegen Depressive ohne auffällige $A\beta_{40}$: $A\beta_{42}$ Plasma-Ratio durch geringere kognitive, insbesondere kaum mnestische Defizite charakterisiert sind (Sun et al., 2008). Bei der amyloid-assoziierten Form könnte es sich demnach um einen speziellen Subtyp der Depression handeln, die als Prodromalstadium der AD anzusehen ist. Ein direkter Zusammenhang zwischen einer erfolgreichen Depressionsbehandlung im Alter und der Verzögerung der Demenzsymptomatik wurde jedoch bislang nicht nachgewiesen.

6.3 Risikofaktoren Rauchen und Alkoholkonsum

Eine ausführliche Übersicht über epidemiologische Untersuchungen zu der Frage, inwieweit Rauchen und Alkoholkonsum als Risikofaktoren einer Demenz anzusehen sind, kommt zum Ergebnis, dass Fall-Kontroll-Studien mit einer durchschnittlichen Verminderung des Demenzrisikos um 30 % einen neuroprotektiven Effekt des Nikotinkonsums vermuten lassen, während Kohortenstudien auf eine nicht signifkante Risikoerhöhung bei Ex-Rauchern und auf eine deutliche Erhöhung um etwa 70 % bei praktizierenden Rauchern hindeuten (Bickel, 2006). Da Nikotin ein cholinerger Agonist ist, kann es der Beeinträchtigung der cholinergen Neurotransmission, wie sie für die AD typisch ist, entgegenwirken. Diesem plausiblen kognitionsfördernden Effekt stehen aber die überwiegend negativen Auswirkungen entgegen, die das bis ins Alter fortgesetzte Rauchen hat. Im Hinblick auf den Alkoholkonsum spricht die Befundlage mehrheitlich für einen U-förmigen Zusammenhang zwischen Trinkmenge und Demenz: Geringer bis moderater Alkoholkonsum ist demnach mit einem geringeren Demenzrisiko verbunden als Abstinenz oder Alkoholmissbrauch. Dieser Zusammenhang scheint für Wein deutlicher zu sein als für Bier und Spirituosen.

U-förmiger Zusammenhang zwischen Alkoholkonsum und Demenzrisiko

Bickel (2006) zieht aus diesen Ergebnissen den Schluss, dass sich ältere Raucher einem erhöhten Demenzrisiko aussetzen, während es keinen Anlass gebe, älteren Menschen von einem maßvollen Alkoholkonsum abzuraten.

6.4 Risikofaktor Inaktivität

Körperliche Aktivität und Demenz

Eine Meta-Analyse von 15 prospektiven Studien mit ein- bis 12-jährigen Beobachtungszeiträumen an insgesamt 33 816 nicht dementen Probanden fand etwa gleich große protektive Effekte hoher (–38 %) bzw. geringer bis moderater (–35 %) körperlicher Aktivität im Hinblick auf die Vermeidung kognitiver Abbauerscheinungen (Sofi et al., 2011). Gleichzeitig berichten die meisten Feldstudien eine 4-fach erhöhte Demenzprävalenz bei geringer Schulbildung.

Bildung und Demenz

In einem katholischen Frauenorden, dessen Mitglieder ihr gesamtes Leben unter ähnlichen Bedingungen verbringen, fanden Bickel und Kurz (2009) eine Odds-Ratio von 4.5 (95 %-Konfidenzintervall: 2.0–9.9) für die Demenzentwicklung bei Schwestern mit geringer Bildung im Vergleich zu solchen mit Gymnasialabschluss. Die Prävalenzdifferenz zwischen Ordensmitgliedern ohne berufliche Ausbildung und solchen, die eine akademische Ausbildung erhielten, betrug sogar OR = 9.1 (95 %-Konfidenzintervall: 3.9–20.9).

Zusammengenommen unterstreichen diese Ergebnisse die Bedeutung einer körperlich und kognitiv aktiven Lebensweise für die Prävention demenzieller Entwicklungen im Alter. Systematische Untersuchungen zur Entwicklung und Evaluation entsprechender Aktivierungsangebote sind jedoch bislang selten.

SIMA-Studie

Die 1991 begonnene Längsschnittuntersuchung „Bedingungen der Erhaltung und Förderung von Selbstständigkeit im höheren Lebensalter" (SIMA; Oswald, Hagen & Rupprecht, 2001) verteilte 375 teilnehmende Probanden im Alter zwischen 75 und 93 Jahren auf sechs Gruppen: Gedächtnis-, Psychomotorik- und Kompetenztraining sowie kombiniertes Psychomotorik/Gedächtnistraining bzw. Psychomotorik-/Kompetenztraining und eine inaktive Kontrollgruppe. Jede Trainingsgruppe übte nach einem strukturierten Programm regelmäßig ein Jahr lang, zusätzlich wurden häusliche Übungen empfohlen. Vor und nach dem Training sowie in jährlichen Abständen nach Ende der Trainings bis 1996 wurden zahlreiche kognitive Leistungsparameter (NAI, AKT, LPS, HAWIE-R) erhoben und zu einem globalen Leistungskennwert aggregiert. Nur in den Gruppen mit Gedächtnistraining und kombiniertem Psychomotorik/Gedächtnistraining fand sich eine Verbesserung im Vergleich zur Kontrollgruppe. Das relative Demenzrisiko war in der untrainierten Kontrollgruppe im Vergleich zum kombinierten Gedächtnis/Psychomotoriktraining um mehr als das 2.5-Fache erhöht. Ein Strukturgleichungsmodell möglicher Risikofaktoren zeigte zudem, dass die kognitive Leistung zu Beginn der Studie den größten direkten Einfluss auf die Demenzentwicklung hatte, gefolgt von den Bereichen Befindlichkeit, Aktivität und Gesundheit sowie von fremdeingeschätzten Frühsymptomen. Einschränkend zu erwähnen ist die Selektivität der SIMA-Studie mit einer Auswahl relativ gesunder und gut gebildeter Senioren, bei denen insgesamt weniger demenzielle Erkrankungen auftraten als in der Allgemeinbevölkerung.

7 Fallbeispiel

7.1 Beschwerdebild und Fremdanamnese

Bei der *Erstvorstellung* berichtet der 69-jährige Patient, Herr F., über zunehmende Angst vor Überforderung in ungewohnten Situationen seit etwa einem Jahr. Er grüble nachts und fühle sich am Tag oft müde, ziehe sich öfter als früher zurück. Die 64-jährige Ehefrau berichtet über nachlassende Initiative ihres Ehemannes seit zwei bis drei Jahren, ihr Mann schlage nur noch selten Unternehmungen vor. Vor anstehenden Terminen, z. B. Geburtstagsfeiern oder Arztterminen, sei er tagelang beunruhigt. Obwohl er allgemein ein stiller Mensch sei, stelle er in den letzten Monaten immer häufiger sich wiederholende Fragen, wirke nervös und sei ihr gegenüber leicht gereizt. Sie selbst habe verschiedene kunsthandwerkliche und kulturelle Interessen, pflege einen Bekanntenkreis von 20 bis 30 Personen und unternehme gern etwas. Ihr Mann habe sie nach seiner Pensionierung vor vier Jahren zunächst öfter begleitet, sich dann aber immer mehr zurückgezogen. Er bleibe meist zu Hause und wünsche sich das auch von ihr. Dies führe im Alltag vermehrt zu Konflikten.

Beim *zweiten Untersuchungstermin* ein Jahr später berichtet der Patient, sein Gedächtnis sei schlechter geworden. Die Ehefrau ergänzt, dass ihr Mann zwar weniger reizbar sei als zuvor, sich jedoch leider noch mehr in sich zurückgezogen habe und sie sich daher selbst vermehrt um die Bewältigung des häuslichen Alltags kümmern müsse.

7.2 Sozialanamnese

Herr F. stammt aus einer Arbeiterfamilie; nach eigener Aussage harmonische Kindheit trotz Krieg und Nachkriegszeit; der einzige Bruder verstarb bei einem Unfall in den 1970er Jahren. Mittelschule, dreijährige Ausbildung zum Feinmechaniker, danach Tätigkeit in der Elektrobranche, mit 30 zwei Jahre Weiterbildung zum Techniker und Aufstieg zum Gruppenleiter. Altersteilzeit vor sieben Jahren, Altersrente seit vier Jahren. Verheiratet seit 45 Jahren, zwei Söhne (42 und 44 J.), drei Enkel im Jugendalter, berufstätige Schwiegertöchter, Wohnorte 10 und 50 km entfernt. Telefonkontakt zur Familie besteht über die Ehefrau, persönlicher Kontakt etwa ein Mal monatlich. Häufigerer Kontakt zur Familie ist gewünscht, wird aber nicht selbst initiiert, Feste mit mehr als vier Personen werden als überfordernd erlebt. Keine weiteren über den Bekanntenkreis hinausgehenden Nahkontakte. Lebensrückblickend werden erhöhte Ängstlichkeit oder längere Phasen der Niedergeschlagenheit verneint. Bei Umstrukturierung der Firma 1996 Erschöpfungszustand mit stationärem Kuraufenthalt, der als hilfreich erlebt wurde. Danach keine weiteren psychischen oder somatischen Erkrankungen.

7.3 Neuropsychologische Untersuchung

Herr F. wurde im Abstand von einem Jahr zweimal in der Gedächtnisambulanz neuropsychologisch untersucht. Beide Male wurden neben dem Eingangsinterview zur Anamnese und zu aktuellen Beschwerden (s. o.) die CERADplus-NTB durchgeführt und eine Einschätzung depressiver Symptome anhand der *Geriatric Depression Scale* vorgenommen. Beim ersten Untersuchungstermin wurden zusätzlich die Sozialformeln nach Jahn et al. (2013) eingesetzt, um eine quantitative Schätzung des prämorbiden Intelligenzniveaus (verbal und global) zu erhalten, sowie der Tower-of-London (TL-D), um eventuelle exekutive Funktionsstörungen breiter erfassen zu können, als es mit der CERADplus-NTB allein möglich ist. Über die Gewinnung quantitativ-psychometrischer Leistungsparameter hinaus wurde jeweils auch eine Verhaltensbeobachtung durchgeführt (s. u.).

7.3.1 Erscheinungsbild und Verhalten

Zu beiden Untersuchungsterminen erschien Herr F. pünktlich in Begleitung seiner Ehefrau. Gepflegtes, altersentsprechendes Erscheinungsbild, sehr höfliche und zuvorkommende Umgangsformen. Herr F. nahm bereitwillig an den Untersuchungen teil und war im sozialen Kontakt zugewandt. Während der testpsychologischen Untersuchungen, die in Abwesenheit der Ehefrau durchgeführt wurden, zeigte er sich sehr kooperationsbereit. Bei der ersten Untersuchung imponierte eine hohe Leistungsmotivation gepaart mit ängstlicher und unruhiger Stimmung. Herr F erkundigte sich mehrfach nach seinem bisherigen Leistungsstand, und kommentierte selbst wahrgenommene Leistungsdefizite mit Erläuterungen zu schwankender Tagesform, eingeschränktem Nachtschlaf, auch temporären Konzentrationsschwierigkeiten. Bei der zweiten Untersuchung ein Jahr später wirkte Herr F. wortkarger, dabei aber deutlich gelassener, wobei ihm der Zweck der Wiedervorstellung bekannt war.

7.3.2 Testergebnisse

Die Schätzung des prämorbiden Intelligenzniveaus von Herrn F. anhand der Sozialformeln ergab einen WIE-äquivalenten Gesamt-IQ von 112 und einen Verbal-IQ von 109. Der MMS-Summenwert betrug 29 beim ersten und 23 beim zweiten Untersuchungstermin. Die vollständigen psychometrischen Leistungsprofile zu beiden Untersuchungszeitpunkten illustriert Abbildung 13. Die ergänzend eingesetzte *Geriatric Depression Scale* wies beim ersten Untersuchungszeitpunkt mit einem Wert von 7 auf eine klinisch relevante depressive Symptomatik hin. Zum zweiten Untersuchungszeitpunkt ergab sich ein Wert von 5 (grenzwertig).

7.4 Befundung und Diagnosestellung

Die Ergebnisse der neuropsychologischen Diagnostik zum ersten Untersuchungszeitpunkt belegten eine Beeinträchtigung des verbalen episodischen Gedächtnisses. Die noch durchschnittlichen Leistungen im visuellen episodischen Gedächtnis sind möglicherweise vor dem Hintergrund der früheren Berufstätigkeit des Patienten zu sehen – dort hatte Herr F. sehr häufig mit visueller Inspektion und Fehlersuche in elektrischen Schaltkreisen und auf Platinen zu tun. Die übrigen untersuchten Leistungsbereiche Visuokonstruktion, Exekutive und Sprache waren unauffällig oder nur leichtgradig beeinträchtigt.

Im MRT zeigten sich keine eindeutigen Hinweise auf atrophische Veränderungen oder lakunäre Infarkte. In der Labordiagnostik konnten entzündliche Prozesse ausgeschlossen werden, im Liquor fand sich eine erhöhte Tau-Konzentration. Eine im Rahmen einer Studie mit Einverständnis des Patienten durchgeführte Gentypisierung belegte ApoE-ε3/ε4-Heterozygotizität. Auch eine vaskuläre Genese konnte ausgeschlossen werden. Herr F. erfüllte zu diesem Zeitpunkt die Kriterien einer MCI. Die Diagnose einer Demenz bei Alzheimer-Krankheit wurde nicht gestellt, der Patient wurde jedoch als Hochrisikopatient eingestuft.

Zum zweiten Untersuchungszeitpunkt lagen auch die Leistungen im visuellen episodischen Gedächtnis und in exekutiven Funktionen (Wortflüssigkeit, Tower-of London) signifikant unter der Altersnorm. Im MRT zeigte sich eine diskrete mediotemporale Atrophie. In der Gesamtbetrachtung anamnestischer, bildgebender, labordiagnostischer und neuropsychologischer Befunde wurde nun die Diagnose einer leichtgradigen Demenz bei Alzheimer-Krankheit gestellt.

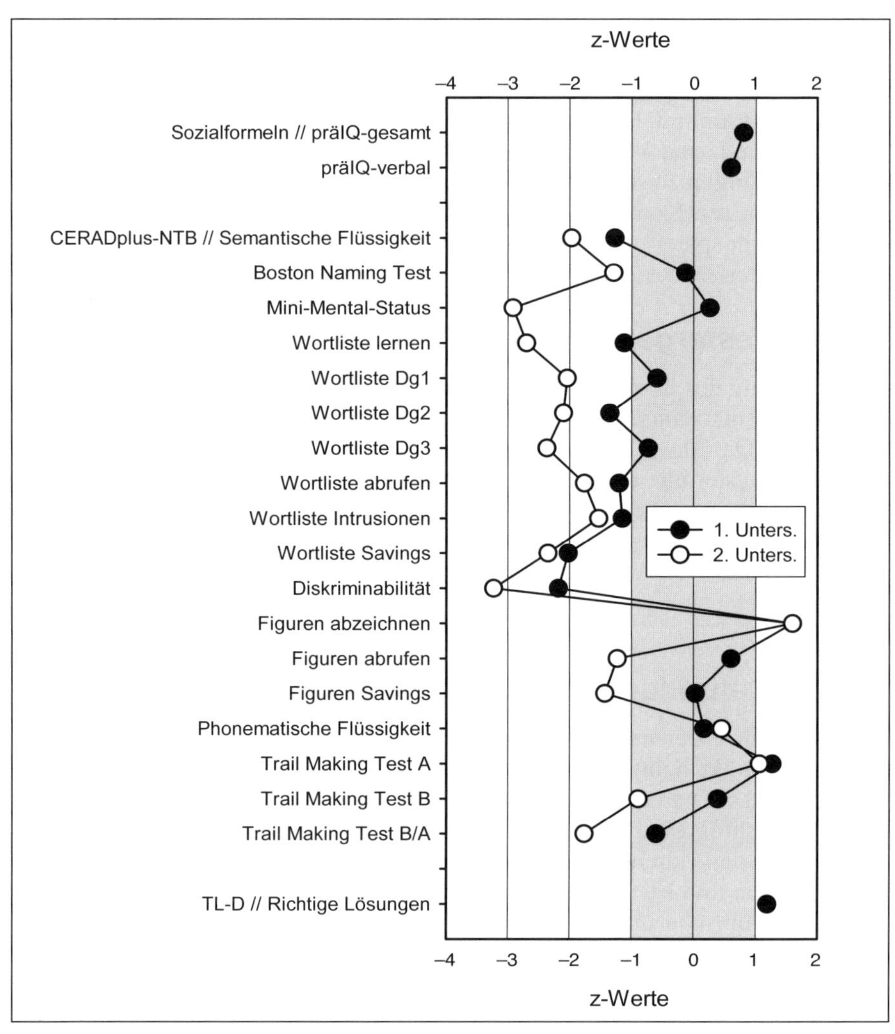

Abbildung 13:
Geschätztes prämorbides Intelligenzniveau und testpsychologische Untersuchungsergebnisse von Herrn F. zu zwei Untersuchungszeitpunkten. Zur gemeinsamen Darstellung wurden alle Variablen in z-Werte transformiert.

7.5 Behandlung

Die Behandlung umfasste zunächst die beiden Stufen 1 und 2 (s. Abschnitt 5.2.1). Diagnosemitteilung und Beratung (Stufe 1) erfolgten an zwei aufeinanderfolgenden Terminen. Zunächst erläuterte das Aufnahmeteam (hier: Neurologin und Neuropsychologe) dem Ehepaar die Ergebnisse der zweiten Untersuchung und die diagnostischen Schlussfolgerungen daraus. Es wurde Informationsmaterial zu Unterstützungsangeboten von Patienten- und Angehörigenorganisationen ausgehändigt. Bei einem Beratungstermin einige Wochen nach Diagnosestellung, der mit der Verlaufskontrolle der pharmakologischen Behandlung kombiniert wurde, wurde ermittelt, in welchen Bereichen Herr und Frau F. Unterstützungsbedarf sahen. Herrn F. war vor allem die möglichst lange Aufrechterhaltung kognitiver Funktionen wichtig. Er nutzte bereits seinen eigenen PC für Aufgaben zum Hirnleistungstraining, und wurde auf die noch größere Wirksamkeit von kognitiver Stimulation in Gruppen aufmerksam gemacht. Auf eine Kombination eigener Übungen mit einem Gruppenangebot eines lokalen Wohlfahrtsverbands zur kognitiven Stimulation (Stufe 2) konnte er sich einlassen. Die Ehefrau wurde bei der Etablierung einer Wochenstruktur unter Berücksichtigung der PC-Übungen und der Gruppenteilnahmen ihres Mannes unterstützt. Beide wurden zu regelmäßiger Teilnahme an einer Seniorensportgruppe ermutigt.

Nach einem halben Jahr wandte sich die Ehefrau anlässlich eines weiteren Kontrolltermins erneut an die Behandlungseinrichtung. Die Unruhe ihres Mannes sei geringer geworden, sie selbst fühle sich jedoch stark belastet und permanent angebunden. Im individuellen Beratungsgespräch wurden Möglichkeiten zur regelmäßigen Entlastung an einem Nachmittag pro Woche durch ein Ehepaar in der Nachbarschaft besprochen, und perspektivisch auch auf eine Tagesbetreuungseinrichtung für Patienten mit Demenz hingewiesen. Durch diese Stufe 3-Intervention sollten sowohl die soziale Teilhabe der Ehefrau (durch weiterhin regelmäßige Treffen mit ihren Bekannten) als auch des Patienten selbst (durch Einbindung in einen stabilen Gruppenkontext) unterstützt werden.

8 Weiterführende Literatur

Förstl, H. (Hrsg.). (2011). *Demenzen in Theorie und Praxis* (3. Aufl.). Berlin: Springer. doi: 10.1007/978-3-642-19795-6

Kieckebusch, U. von (2010). *Psychologische Demenzdiagnostik*. München: Reinhardt.

Wallesch, C.-W. & Förstl, H. (Hrsg.). (2012). *Demenzen. RRN – Referenz-Reihe Neurologie* (2. Aufl.). Stuttgart: Thieme.

Werheid, K. & Thöne-Otto, A. (2010). *Alzheimer-Krankheit. Ein neuropsychologisch-verhaltenstherapeutisches Manual*. Weinheim: Beltz.

9 Literatur

Aebi, C. (2002). *Validierung der neuropsychologischen Testbatterie CERAD-NP. Eine Multi-Center-Studie (Dissertation)*. Basel: Universität Basel, Philosophisch-Historische Fakultät.

Akanuma, K., Meguro, K., Meguro, M., Sasaki, E., Chiba, K., Ishii, H. et al. (2011). Improved social interaction and increased anterior cingulate metabolism after group reminiscence with reality orientation approach for vascular dementia. *Psychiatry Research – Neuroimaging, 192* (3), 183–187.

Albert, M. (2008). Neuropsychology of Alzheimer's disease. In G. Goldenberg & B. L. Miller (Eds.), *Neuropsychology and Behavioral Neurology (Handbook of Clinical Neurology, Vol. 88)* (pp. 511–525). Edinburgh: Elsevier.

Alexopoulos, P., Ebert, A., Richter-Schmidinger, T., Scholl, E., Natale, B., Aguilar, C. A. et al. (2010). Validation of the German revised Addenbrooke's cognitive examination for detecting mild cognitive impairment, mild dementia in Alzheimer's disease and frontotemporal lobar degeneration. *Dementia and Geriatric Cognitive Disorders, 29* (5), 448–456.

Alexopoulos, P., Nadler, K., Cramer, B., Herpertz, S. C. & Kurz, A. (2007). Validierung eines kurzen Testverfahrens (3MS-R) für die Früherkennung der Alzheimer-Demenz. *Fortschritte der Neurologie Psychiatrie, 75* (12), 728–736. doi: 10.1055/s-2007-980062

Alves, L., Simoes, M. R., Martins, C., Freitas, S. & Santana, I. (2013). Premorbid IQ influence on screening tests' scores in healthy patients and patients with cognitive impairment. *Journal of Geriatric Psychiatry and Neurology, 26* (2), 117–126. doi: 10.1177/0891988713484194

Alzheimer, A. (1906). Über einen eigenartigen schweren Krankheitsprozeß der Hirnrinde. *Neurologisches Centralblatt, 25,* 113–114.

Appels, B. A. & Scherder, E. (2010). The diagnostic accuracy of dementia-screening instruments with an administration time of 10 to 45 minutes for use in secondary care: A systematic review. *American Journal of Alzheimer's Disease and Other Dementias, 25* (4), 301–316.

Arbus, C., Gardette, V., Bui, E., Cantet, C., Andrieu, S., Nourhashemi, F. et al. (2010). Antidepressant use in Alzheimer's disease patients: Results of the REAL.FR cohort. *International Psychogeriatrics, 22* (1), 120–128. doi: 10.1017/S1041610209990780

Astell, A., Ellis, M., Alm, N., Dye, R. & Gowans, G. (2010). Stimulating people with dementia to reminisce using personal and generic photographs. *International Journal of Computers in Healthcare, 1,* 177–198. doi: 10.1504/IJCIH.2010.037461

Bachetzky, N. & Jahn, T. (2005). Faktorielle Validität des deutschsprachigen CVLT in der neuropsychologischen Diagnostik von Gedächtnisstörungen. *Zeitschrift für Neuropsychologie, 16,* 63–75. doi: 10.1024/1016-264X.16.2.63

Ballard, C., Khan, Z., Clack, H. & Corbett, A. (2011). Nonpharmacological treatment of Alzheimer disease. *Canadian Journal of Psychiatry – Revue Canadienne de Psychiatrie, 56* (10), 589–595.

Banerjee, S., Hellier, J., Dewey, M., Romeo, R., Ballard, C., Baldwin, R. et al. (2011). Sertraline or mirtazapine for depression in dementia (HTA-SADD): A randomised, multicentre, double-blind, placebo-controlled trial. *Lancet, 378,* 403–411. doi: 10.1016/S0140-6736(11)60830-1

Barnes, D. E. & Yaffe, K. (2011). The projected effect of risk factor reduction on Alzheimer's disease prevalence. *Lancet Neurology, 10* (9), 819–828. doi: 10.1016/S1474-4422(11)70072-2

Baron, S., Ulstein, I. & Werheid, K. (2014). Psychosocial interventions in Alzheimer's disease and amnestic mild cognitive impairment: Evidence for gender bias in clinical trials, *Aging & Mental Health.* doi: 10.1080/13607863.2014.938601

Barth, S., Schönknecht, P., Pantel, J. & Schröder, J. (2005). Neuropsychologische Profile in der Demenzdiagnostik: Eine Untersuchung mit der CERAD-NP-Testbatterie. *Fortschritte der Neurologie, Psychiatrie, 73,* 568–576. doi: 10.1055/s-2004-830249

Beblo, T. & Lautenbacher, S. (2006). *Neuropsychologie der Depression.* Göttingen: Hogrefe.

Beblo, T., Sinnamon, G. & Baune, B. T. (2011). Specifying the neuropsychology of affective disorders: Clinical, demographic and neurobiological factors. *Neuropsychology Review, 21* (4), 337–359. doi: 10.1007/s11065-011-9171-0

Beinart, N., Weinman, J., Wade, D. & Brady, R. (2012). Caregiver burden and psychoeducational interventions in Alzheimer's disease: A review. *Dementia and Geriatric Cognitive Disorders Extra, 2* (1), 638–648. doi: 10.1159/000345777

Bell, V. & Troxel, D. (1997). *The best friends approach to Alzheimer's care.* Baltimore: Health Professions Press.

Benke, T. & Donnemiller, E. (2002). Die Diagnose der frontotemporalen Demenz. *Fortschritte der Neurologie, Psychiatrie, 70,* 243–251. doi: 10.1055/s-2002-28432

Beyreuther, K., Einhäupl, K. M., Förstl, H. & Kurz, A. (Hrsg.). (2002). *Demenzen. Grundlagen und Klinik.* Stuttgart: Thieme.

Bickel, H. (2006). Rauchen und Alkoholkonsum als Risikofaktoren einer Demenz im Alter. *Sucht, 52* (1), 48–59. doi: 10.1024/2006.01.05

Bickel, H. (2012). Epidemiologie und Gesundheitsökonomie. In C.-W. Wallesch & H. Förstl (Hrsg.), *Demenzen (RRN – Referenz-Reihe Neurologie)* (2. Aufl., S. 18–35). Stuttgart: Thieme.

Bickel, H. & Kurz, A. (2009). Education, occupation, and dementia: The Bavarian School Sisters Study. *Dementia and Geriatric Cognitive Disorders, 27,* 548–556. doi: 10.1159/000227781

Bigler, E. D. (2001). Neuropsychological testing defines the neurobehavioral significance of neuroimaging-identified abnormalities. *Archives of Clinical Neuropsychology, 16,* 227–236. doi: 10.1093/arclin/16.3.227

Blankevoort, C. G., van Heuvelen, M. J. G., Boersma, F., Luning, H., de Jong, J. & Scherder, E. J. A. (2010). Review of effects of physical activity on strength, balance, mobility and ADL performance in elderly subjects with dementia. *Dementia and Geriatric Cognitive Disorders, 30* (5), 392–402.

Bohlmeijer, E., Smit, F. & Cuijpers, P. (2003). Effects of reminiscence and life review on late-life depression: A meta-analysis. *International Journal of Geriatric Psychiatry, 18* (12), 1088–1094. doi: 10.1002/gps.1018

Boone, K. B., Miller, B. L., Lee, A., Berman, N., Sherman, D. & Stuss, D. T. (1999). Neuropsychological patterns in right versus left frontotemporal dementia. *Journal of the International Neuropsychological Society, 5* (7), 616–622.

Bourgeois, M. (2007). *Memory books and other graphic cuing systems.* Baltimore: Health Professions Press.

Boyle, P. A., Wilson, R. S., Schneider, J. A., Bienias, J. L. & Bennett, D. A. (2008). Processing resources reduce the effect of Alzheimer pathology on other cognitive systems. *Neurology, 70,* 1534–1542. doi: 10.1212/01.wnl.0000304345.14212.38

Braak, H. & Braak, E. (2002). Neuroanatomie. In K. Beyreuther, K. M. Einhäupl, H. Förstl & A. Kurz (Hrsg.), *Demenzen. Grundlagen und Klinik* (S. 118–129). Stuttgart: Thieme.

Braak, H. & Del Tredici, K. (2012). Where, when, and in what form does sporadic Alzheimer's disease begin? *Current Opinion in Neurology, 25* (6), 708–714.

Braak, H., Feldengut, S. & Del Tredici, K. (2013). Pathogenese und Prävention des M. Alzheimer. Wann und auf welche Weise beginnt der pathologische Prozess? *Nervenarzt, 84* (4), 477–482.

Braak, H., Thal, D. R., Ghebremedhin, E. & Del Tredici, K. (2011). Stages of the pathologic process in Alzheimer disease: Age categories from 1 to 100 years. *Journal of Neuropathology and Experimental Neurology, 70* (11), 960–969. doi: 10.1097/NEN.0b013e318232a379

Brookmeyer, R., Johnson, E., Ziegler-Graham, K. & Arrighi, H. M. (2007). Forecasting the global burden of Alzheimer's disease. *Alzheimer's & Dementia, 3* (3), 186–191. doi: 10.1016/j.jalz.2007.04.381

Calabrese, P. (2002). Frühdiagnostik kognitiver Defizite in der hausärztlichen Praxis. *Hausarzt Kolleg, 1,* 19–22.

Calamia, M., Markon, K. & Tranel, D. (2012). Scoring higher the second time around: Meta-analyses of practice effects in neuropsychological assessment. *The Clinical Neuropsychologist, 26* (4), 543–570. doi: 10.1080/13854046.2012.680913

Carson, S., McDonagh, M. S. & Peterson, K. (2006). A systematic review of the efficacy and safety of atypical antipsychotics in patients with psychological and behavioral symptoms of dementia. *Journal of the American Geriatrics Society, 54* (9), 1479–1479.

Chabriat, H., Joutel, A., Dichgans, M., Tournier-Lasserve, E. & Bousser, M. G. (2009). Cadasil. *Lancet Neurology, 8* (7), 643–653. doi: 10.1016/S1474-4422(09)70127-9

Chien, L. Y., Chu, H., Guo, J. L., Liao, Y. M., Chang, L. I., Chen, C. H. et al. (2011). Caregiver support groups in patients with dementia: A meta-analysis. *International Journal of Geriatric Psychiatry, 26* (10), 1089–1098. doi: 10.1002/gps.2660

Christensen, H., Griffiths, K., MacKinnon, A. & Jacomb, P. (1997). A quantitative review of cognitive deficits in depression and Alzheimer-type dementia. *Journal of the International Neuropsychological Society, 3,* 631–651.

Chung, J. C. C. & Lai, C. K. Y. (2002). Snoezelen for dementia. *Cochrane Database of Systematic Reviews* (4), doi: 10.1002/14651858.CD003152

Cipriani, G., Bianchetti, A. & Trabucchi, M. (2006). Outcomes of a computer-based cognitive rehabilitation program on Alzheimer's disease patients compared with those on patients affected by mild cognitive impairment. *Archives of Gerontology and Geriatrics, 43* (3), 327–335.

CIPS – Collegium Internationale Psychiatriae Scalarum (Hrsg.). (2005). *Internationale Skalen für Psychiatrie* (5. Aufl.). Göttingen: Hogrefe.

Clare, L., Markova, I. S., Roth, I. & Morris, R. G. (2011). Awareness in Alzheimer's disease and associated dementias: Theoretical framework and clinical implications. *Aging & Mental Health, 15* (8), 936–944. doi: 10.1080/13607863.2011.583630

Clare, L., Wilson, B. A., Carter, G., Roth, I. & Hodges, J. R. (2002). Relearning face-name associations in early Alzheimer's disease. *Neuropsychology, 16* (4), 538–547. doi: 10.1037/0894-4105.16.4.538

Cohen, J. (1992). A power primer. *Psychological Bulletin, 112* (1), 155–159. doi: 10.1037/0033-2909.112.1.155

Collerton, D., Burn, D., McKeith, I. & O'Brien, J. (2003). Systematic review and meta-analysis show that dementia with Lewy Bodies is a visual-perceptual and attentional-executive dementia. *Dementia and Geriatric Cognitive Disorders, 16,* 229–237. doi: 10.1159/000072807

Crum, R. M., Anthony, J. C., Bassett, S. S. & Folstein, M. F. (1993). Population-based norms for the Mini-Mental State Examination by age and educational level. *JAMA, 269* (18), 2386–2391. doi: 10.1001/jama.1993.03500180078038

Cueni, C., Abbruzzese, E. A., Brühl, A. B. & Herwig, U. (2011). Neuropsychologische Aspekte der Depression. *Zeitschrift für Psychiatrie, Psychologie und Psychotherapie, 59* (2), 103–114. doi: 10.1024/1661-4747/a000060

Cullen, B., O'Neill, B., Evans, J. J., Coen, R. F. & Lawlor, B. A. (2007). A review of screening tests for cognitive impairment. *Journal of Neurology, Neurosurgery, and Psychiatry, 78,* 790–799. doi: 10.1136/jnnp.2006.095414

Derksen, E., Vernooij-Dassen, M., Gillissen, F., Rikkert, M. O. & Scheltens, P. (2006). Impact of diagnostic disclosure in dementia on patients and carers: Qualitative case series analysis. *Aging & Mental Health, 10* (5), 525–531. doi: 10.1080/13607860600638024

DGPPN – Deutsche Gesellschaft für Psychiatrie Psychotherapie und Nervenheilkunde & DGN – Deutsche Gesellschaft für Neurologie. (2010). *Diagnose- und Behandlungsleitlinie Demenz. Interdisziplinäre S3 Praxisleitlinien*. Berlin: Springer.

Diehl, A., Staehelin, H. B., Wiltfang, J., Hampel, H., Calabrese, P., Monsch, A. U. et al. (2003). Erkennung und Behandlung der Demenz in den deutschsprachigen Memory-Kliniken: Empfehlung für die Praxis. *Zeitschrift für Gerontologie und Geriatrie, 36,* 189–196.

Diehl, J. & Kurz, A. (2002). Die vaskulären Demenzen. *Fortschritte der Neurologie, Psychiatrie, 70,* 145–154. doi: 10.1055/s-2002-20502

Diehl, J., Monsch, A. U., Aebi, C., Wagenpfeil, S., Krapp, S., Grimmer, T. et al. (2005). Frontotemporal dementia, semantic dementia, and Alzheimer's disease: The contribution of standard neuropsychological tests to differential diagnosis. *Journal of Geriatric Psychiatry and Neurology, 18* (1), 39–44.

Diehl-Schmid, J. (2012). Frontotemporale lobäre Degenerationen. In C.-W. Wallesch & H. Förstl (Hrsg.), *Demenzen. Referenz-Reihe Neurologie* (2. Aufl., S. 233–245). Stuttgart: Thieme.

Dilling, H., Mombour, W. & Schmidt, M. H. (Hrsg.). (2005). *Internationale Klassifikation psychischer Störungen. ICD-10 Kapitel V (F) Klinisch-diagnostische Leitlinien* (5. Aufl.). Bern: Huber.

Droes, R. M., Meiland, F. J. M., Schmitz, M. J. & Van Tilburg, W. (2006). Effect of the meeting centres support program on informal carers of people with dementia: Results from a multi-centre study. *Aging & Mental Health, 10* (2), 112–124. doi: 10.1080/1360786050 0310682

Dunn, B., Owen, A. & Sahakian, B. (2000). Neuropsychological assessment of dementia. In J. O'Brien, D. Ames & A. Burns (Eds.), *Dementia* (Vol. 2, pp. 49–59). London: Arnold.

Ecklund-Johnson, E. & Torres, I. (2005). Unawareness of deficits in Alzheimer's disease and other dementias: Operational definitions and empirical findings. *Neuropsychology Review, 15* (3), 147–166. doi: 10.1007/s11065-005-9026-7

Ehrensperger, M. M., Berres, M., Taylor, K. I. & Monsch, A. U. (2010a). Early detection of Alzheimer's disease with a total score of the German CERAD. *Journal of the International Neuropsychological Society, 16* (5), 910–920.

Ehrensperger, M. M., Berres, M., Taylor, K. I. & Monsch, A. U. (2010b). Screening properties of the German IQCODE with a two-year time frame in MCI and early Alzheimer's disease. *International Psychogeriatrics, 22* (1), 91–100.

Erzigkeit, H. (2007). *SKT – Kurztest zur Erfassung von Gedächtnis- und Aufmerksamkeitsstörungen* (24. Aufl.). Herzogenaurach: Geromed.

European Collaboration on Dementia. (2009). *Prevalence of dementia in Europe*. [Online document]. Verfügbar unter: http://www.alzheimer-europe.org/EN/Research/European-Collaboration-on-Dementia/Prevalence-of-dementia/Prevalence-of-dementia-in-Europe [Zugriff am 04. 05. 2013].

Feil, N. (1992). Validation therapy. *Geriatric Nursing, 13* (3), 129–133. doi: 10.1016/S0197-4572(07)81021-4

Folstein, M. F., Folstein, S. E. & McHugh, P. R. (1975). „Mini-mental state". A practical method for grading the cognitive state of patients for the clinician. *Journal of Psychiatric Research, 12* (3), 189–198.

Förstl, H. (2000). What is Alzheimer's disease? In J. O'Brien, D. Ames & A. Burns (Eds.), *Dementia* (Vol. 2, pp. 371–382). London: Arnold.

Förstl, H. (Hrsg.). (2011). *Demenzen in Theorie und Praxis* (3. Aufl.). Berlin: Springer. doi: 10.1007/978-3-642-19795-6

Förstl, H. & Calabrese, P. (2004). „Lewy-Körperchen Demenz" – Rarität oder Entität? *NeuroGeriatrie, 1* (1), 35–38.

Frances, A. (2013). *Normal. Gegen die Inflation psychiatrischer Diagnosen*. Köln: DuMont.

Fratiglioni, L., Launer, L. J., Andersen, K., Breteler, M. M., Copeland, J. R., Dartigues, J. F. et al. (2000). Incidence of dementia and major subtypes in Europe: A collaborative study of population-based cohorts. *Neurology, 54* (11 Suppl. 5), S1 0-S1 5.

Fung, J. K. K. M., Tsang, H. W. H. & Chung, R. C. K. (2012). A systematic review of the use of aromatherapy in treatment of behavioral problems in dementia. *Geriatrics & Gerontology International, 12* (3), 372–382. doi: 10.1111/j.1447-0594.2012.00849.x

Gallagher-Thompson, D. & Coon, D. W. (2007). Evidence-based psychological treatments for distress in family caregivers of older adults. *Psychology and Aging, 22* (1), 37–51. doi: 10.1037/0882-7974.22.1.37

Ganguli, M., Blacker, D., Blazer, D. G., Grant, I., Jeste, D. V., Paulsen, J. S. et al. (2011). Classification of neurocognitive disorders in DSM-5: A work in progress. *American Journal of Geriatric Psychiatry, 19* (3), 205–210. doi: 10.1097/JGP.0b013e3182051ab4

Gertz, H. J., Wolf, H. & Arendt, T. (2002). Vaskuläre Demenz. *Nervenarzt, 73,* 393–404. doi: 10.1007/s00115-002-1317-0

Gitlin, L. N. (2012). Good news for dementia care: Caregiver interventions reduce behavioral symptoms in people with dementia and family distress. *American Journal of Psychiatry, 169* (9), 894–897. doi: 10.1176/appi.ajp.2012.12060774

Gomar, J. J., Bobes-Bascaran, M. T., Conejero-Goldberg, C., Davies, P. & Goldberg, T. E. (2011). Utility of combinations of biomarkers, cognitive markers, and risk factors to predict conversion from mild cognitive impairment to Alzheimer disease in patients in the Alzheimer's disease neuroimaging initiative. *Archives of General Psychiatry, 68* (9), 961–969.

Gorno-Tempini, M. L., Hillis, A. E., Weintraub, S., Kertesz, A., Mendez, M., Cappa, S. F. et al. (2011). Classification of primary progressive aphasia and its variants. *Neurology, 76* (11), 1006–1014. doi: 10.1212/WNL.0b013e31821103e6

Graessel, E., Stemmer, R., Eichenseer, B., Pickel, S., Donath, C., Kornhuber, J. et al. (2011). Non-pharmacological, multicomponent group therapy in patients with degenerative dementia: A 12-month randomzied, controlled trial. *BMC Medicine, 9,* 129. doi: 10.1186/1741-7015-9-129

Gregory, C. A. & Hodges, J. R. (1996). Clinical features of frontal lobe dementia in comparison to Alzheimer's disease. *Journal of Neural Transmission (Supplementum), 47,* 103–123. doi: 10.1007/978-3-7091-6892-9_6

Haberl, R. L. (2011). Morbus Binswanger und andere vaskuläre Demenzen. In H. Förstl (Hrsg.), *Demenzen in Theorie und Praxis* (3. Aufl., S. 93–112). Berlin: Springer.

Hamann, G. F. (2012). Vaskuläre Demenzen. In C.-W. Wallesch & H. Förstl (Hrsg.), *Demenzen. Referenz-Reihe Neurologie* (2. Aufl., S. 272–282). Stuttgart: Thieme.

Harciarek, M. & Jodzio, K. (2005). Neuropsychological differences between frontotemporal dementia and Alzheimer's disease: A review. *Neuropsychology Review, 15* (3), 131–145. doi: 10.1007/s11065-005-7093-4

Hessler, J., Jahn, T., Kurz, A. & Bickel, H. (2013). The MWT-B as an estimator of premorbid intelligence in MCI and dementia. *Zeitschrift für Neuropsychologie, 24* (3), 129–136. doi: 10.1024/1016-264X/a000099

Hollingworth, P., Harold, D., Jones, L., Owen, M. J. & Williams, J. (2011). Alzheimer's disease genetics: Current knowledge and future challenges. *International Journal of Geriatric Psychiatry, 26* (8), 793–802. doi: 10.1002/gps.2628

Howard, R., McShane, R., Lindesay, J., Ritchie, C., Baldwin, A., Barber, R. et al. (2012). Donepezil and memantine for moderate-to-severe Alzheimer's disease. *New England Journal of Medicine, 366* (10), 893–903. doi: 10.1056/NEJMoa1106668

Hutchinson, A. D. & Mathias, J. L. (2007). Neuropsychological deficits in frontotemporal dementia and Alzheimer's disease: A meta-analytic review. *Journal of Neurology, Neurosurgery, and Psychiatry, 78,* 917–928. doi: 10.1136/jnnp.2006.100669

Ihl, R., Grass-Kapanke, B., Lahrem, P., Brinkmeyer, J., Fischer, S., Gaab, N. et al. (2000). Entwicklung und Validierung eines Tests zur Früherkennung der Demenz mit Depressionsabgrenzung (TFDD). *Fortschritte der Neurologie, Psychiatrie, 68,* 413–422. doi: 10.1055/s-2000-11799

Ihl, R. & Weyer, G. (1993). *Alzheimer's Disease Assessment Scale (ADAS). Deutsche Bearbeitung*. Weinheim: Beltz.

Ismail, Z., Rajji, T. K. & Shulman, K. I. (2010). Brief cognitive screening instruments: An update. *International Journal of Geriatric Psychiatry, 25* (2), 111–120. doi: 10.1002/gps.2306

Ivemeyer, D. & Zerfass, R. (2006). *Demenztests in der Praxis. Ein Wegweiser* (2. Aufl.). München: Urban & Fischer.

Jack, C. R., Knopman, D. S., Jagust, W. J., Shaw, L. M., Aisen, P. S., Weiner, M. W. et al. (2010). Hypothetical model of dynamic biomarkers of the Alzheimer's pathological cascade. *Lancet Neurology, 9* (1), 119–128. doi: 10.1016/S1474-4422(09)70299-6

Jack, C. R., Knopman, D. S., Weigand, S. D., Wiste, H. J., Vemuri, P., Lowe, V. et al. (2012). An operational approach to National Institute on Aging-Alzheimer's Association criteria for preclinical Alzheimer disease. *Annals of Neurology, 71* (6), 765–775. doi: 10.1002/ana.22628

Jack, C. R., Vemuri, P., Wiste, H. J., Weigand, S. D., Aisen, P. S., Trojanowski, J. Q. et al. (2011). Evidence for ordering of Alzheimer disease biomarkers. *Archives of Neurology, 68* (12), 1526–1535. doi: 10.1001/archneurol.2011.183

Jahn, T. (2008a). Demenzdiagnostik. In S. Gauggel & M. Herrmann (Hrsg.), *Handbuch der Neuro- und Biopsychologie* (S. 652–661). Göttingen: Hogrefe.

Jahn, T. (2008b). Neurodegenerative Erkrankungen. In S. Gauggel & M. Herrmann (Hrsg.), *Handbuch der Neuro- und Biopsychologie* (S. 401–412). Göttingen: Hogrefe.

Jahn, T. (2009). California Verbal Learning Test (CVLT). In D. Schellig, R. Drechsler, D. Heinemann & W. Sturm (Hrsg.), *Handbuch neuropsychologischer Testverfahren. Band 1: Aufmerksamkeit, Gedächtnis, exekutive Funktionen* (S. 481–495). Göttingen: Hogrefe.

Jahn, T. (2010). Neuropsychologie der Demenz. In S. Lautenbacher & S. Gauggel (Hrsg.), *Neuropsychologie psychischer Störungen* (2. Aufl., S. 347–381). Berlin: Springer.

Jahn, T. (2012). Neuropsychologische Diagnostik. In C.-W. Wallesch & H. Förstl (Hrsg.), *Demenzen. Referenz-Reihe Neurologie* (2. Aufl., S. 133–147). Stuttgart: Thieme.

Jahn, T. (2013). Diagnostik von Gedächtnisstörungen. In T. Bartsch & P. Falkai (Hrsg.), *Gedächtnisstörungen. Diagnostik und Rehabilitation* (S. 51–74). Berlin: Springer.

Jahn, T., Beitlich, D., Hepp, S., Knecht, R., Köhler, K., Ortner, C. et al. (2013). Drei Sozialformeln zur Schätzung der (prämorbiden) Intelligenzquotienten nach Wechsler. *Zeitschrift für Neuropsychologie, 24,* 7–24. doi: 10.1024/1016-264X/a000084

Jahn, T., Theml, T., Diehl, J., Grimmer, T., Heldmann, B., Pohl, C. et al. (2004). CERAD-NP und Flexible Battery Approach in der neuropsychologischen Differenzialdiagnostik Demenz versus Depression. *Zeitschrift für Gerontopsychologie und -psychiatrie, 17,* 77–95.

Jenner, C. & Benke, T. (2002). Neuropsychologische Befunde bei der Frontotemporalen Demenz. *Zeitschrift für Neuropsychologie, 13* (2), 161–177. doi: 10.1024//1016-264X.13.2.161

Jeste, D.V., Blacker, D., Blazer, D.G., Ganguli, M., Grant, I., Paulsen, J. et al. (2010). *Neurocognitive disorders. A proposal form the DSM-5 Neurocognitive Disorders Work Group.* [Online document]. Verfügbar unter: http://www.dsm5.org [Zugriff am 16.05. 2013].

Jorm, A.F. (2004). The informant questionnaire in cognitive decline in the elderly (IQCODE): A review. *International Psychogeriatrics, 16* (3), 275–293. doi: 10.1017/S1041610204000390

Jungbauer, J., Doll, K. & Wilz, G. (2008). Gender- and age-specific aspects of assistance need in caregivers of stroke patients: Results from a qualitative panel study. *Rehabilitation, 47* (3), 145–149.

Kaiser, A., Gusner-Pfeiffer, R., Griessenberger, H. & Iglseder, B. (2009). Mini-Mental-State. Ein Screening in vielen Versionen. *Zeitschrift für Gerontopsychologie und -psychiatrie, 22* (1), 11–16. doi: 10.1024/1011-6877.22.1.11

Kalbe, E., Calabrese, P., Schwalen, S. & Kessler, J. (2003). The Rapid Dementia Screening Test (RDST): A new economical tool for detecting possible patients with dementia. *Dementia and Geriatric Cognitive Disorders, 16,* 193–199. doi: 10.1159/000072802

Kalbe, E. & Kessler, J. (2002). Zahlenverarbeitungs- und Rechenstörungen bei Demenzen. *Zeitschrift für Gerontologie und Geriatrie, 35,* 88–101. doi: 10.1007/s003910200013

Kalbe, E. & Kessler, J. (2009). Gerontoneuropsychologie – Grundlagen und Pathologie. In W. Sturm, M. Herrmann & T.F. Münte (Hrsg.), *Lehrbuch der Klinischen Neuropsychologie* (2. Aufl., S. 789–819). Heidelberg: Spektrum Akademischer Verlag.

Kessler, J., Calabrese, P., Kalbe, E. & Berger, F. (2000). DemTect: Ein neues Screening-Verfahren zur Unterstützung der Demenzdiagnostik. *Psycho, 26* (6), 343–347.

Kessler, J., Denzler, P. & Markowitsch, H.J. (1999). *DT – Demenz-Test. Eine Testbatterie zur Erfassung kognitiver Beeinträchtigungen im Alter* (2. Aufl.). Weinheim: Beltz.

Kessler, J., Fast, K. & Mielke, R. (1995). Zur Problematik der prämorbiden Intelligenzdiagnostik mit dem MWT-B bei Patienten mit Alzheimer-Erkrankung. *Nervenarzt, 66,* 696–702.

Kessler, J., Markowitsch, H.J. & Denzler, P. (1990). *MMST – Mini-Mental-Status-Test. Deutschsprachige Fassung*. Weinheim: Beltz.

Kieckebusch, U.V. (2010). *Psychologische Demenzdiagnostik.* München: Reinhardt.

Kim, S.Y., Yoo, E.Y., Jung, M.Y., Park, S.H. & Park, J.H. (2012). A systematic review of the effects of occupational therapy for persons with dementia: A meta-analysis of randomized controlled trials. *Neurorehabilitation, 31* (2), 107–115.

Knapp, M., Thorgrimsen, L., Patel, A., Spector, A., Hallam, A., Woods, B. et al. (2006). Cognitive stimulation therapy for people with dementia: Cost-effectiveness analysis. *British Journal of Psychiatry, 188,* 574–580. doi: 10.1192/bjp.bp.105.010561

Kochan, N.A., Slavin, M.J., Brodaty, H., Crawford, J.D., Trollor, J.N., Draper, B. et al. (2010). Effect of different impairment criteria on prevalence of „objective" mild cognitive impairment in a community sample. *American Journal of Geriatric Psychiatry, 18* (8), 711–722.

Kral, A.V. (1962). Senescent forgetfulness: Benign and malignant. *Canadian Medical Association Journal, 86,* 257–260.

Kringler, W. (2005). M.F. oder: Phineas Gage und Demenzschnelltests. Ein neuropsychologischer Fallbericht. *Zeitschrift für Neuropsychologie, 16* (1), 23–28.

Kurz, A. (2000). Demenz. In H.J. Möller, G. Laux & H.P. Kapfhammer (Hrsg.), *Psychiatrie und Psychotherapie* (S. 852–894). Berlin: Springer.

Kurz, A. (2002). Stand der Diagnostik. In F.J. Hallauer & A. Kurz (Hrsg.), *Weißbuch Demenz. Versorgungssituation relevanter Demenzerkrankungen in Deutschland* (S. 32–39). Stuttgart: Thieme.

Kurz, A. (2013). Psychosoziale Interventionen bei Demenz. *Der Nervenarzt, 84* (1), 93–105. doi: 10.1007/s00115-012-3655-x

Kurz, A., Cramer, B., Egert, S., Fröhlich, L., Gertz, H. J., Knorr, C. et al. (2008). Neuropsychologisch fundierte kognitive Verhaltenstherapie für Patienten mit Alzheimer-Krankheit im Frühstadium: Die KORDIAL-Studie. *Zeitschrift für Gerontopsychologie und -psychatrie, 21* (3), 157–161.

Kurz, A., Leucht, S. & Lautenschlager, N. T. (2011). The clinical significance of cognition-focused interventions for cognitively impaired older adults: A systematic review of randomized controlled trials. *International Psychogeriatrics, 23* (9), 1364–1375. doi: 10.1017/S1041610211001001

Kurz, A., Thöne-Otto, A., Cramer, B., Egert, S., Frolich, L., Gertz, H. J. et al. (2012). CORDIAL: Cognitive rehabilitation and cognitive-behavioral treatment for early dementia in Alzheimer disease. *Alzheimer Disease and Associated Disorders, 26* (3), 246–253. doi: 10.1097/WAD.0b013e318231e46e

Kurz, A. & Wilz, G. (2011). Die Belastung pflegender Angehöriger bei Demenz. *Nervenarzt, 82* (3), 336–342. doi: 10.1007/s00115-010-3108-3

Laidlaw, K. (2001). An empirical review of cognitive therapy for late life depression: Does research evidence suggest adaptations are necessary for cognitive therapy with older adults? *Clinical Psychology & Psychotherapy, 8* (1), 1–14.

Lang, C. J. G. (1994). *Demenzen. Diagnose und Differenzialdiagnose*. Weinheim: Chapman & Hall.

Lang, C. J. G. (2012). Symptomatische Demenzen. In C.-W. Wallesch & H. Förstl (Hrsg.), *Demenzen (RRN – Referenz-Reihe Neurologie)* (2. Aufl., S. 283–302). Stuttgart: Thieme.

Lang, C. J. G., Balan, P., Blunk, J. & Heckmann, J. G. (2002). Neuropsychologisches Defizit-Screening – ein Suchtest auch für Demenzen? *Nervenarzt, 73,* 434–441.

Lange, I., Grande, M., Willmes, K., Kastrau, F., Fimm, B., Heim, S. et al. (2012). Charakteristiken der flüssigen und der nicht-flüssigen primär progressiven Aphase. *Zeitschrift für Neuropsychologie, 23* (1), 7–18. doi: 10.1024/1016-264X/a000057

Lautenschlager, N. T. (2002). Von der leichten kognitiven Störung zur Alzheimer-Krankheit. Diagnostische Schwierigkeiten und therapeutische Überlegungen. *Psycho, 28* (6), 314–317.

Lawrence, V., Fossey, J., Ballard, C., Moniz-Cook, E. & Murray, J. (2012). Improving quality of life for people with dementia in care homes: Making psychosocial interventions work. *British Journal of Psychiatry, 201* (5), 344–351. doi: 10.1192/bjp.bp.111.101402

Lekeu, F., Magis, D., Marique, P., Delbeuck, X., Bechet, S., Guillaume, B. et al. (2010). The California Verbal Learning Test and other standard clinical neuropsychological tests to predict conversion from mild memory impairment to dementia. *Journal of Clinical and Experimental Neuropsychology, 32* (2), 164–173.

Loewenstein, D. A., Greig, M. T., Schinka, J. A., Barker, W., Shen, Q., Potter, E. et al. (2012). An investigation of PreMCI: Subtypes and longitudinal outcomes. *Alzheimer's & Dementia, 8* (3), 172–179. doi: 10.1016/j.jalz.2011.03.002

Looi, J. C. L. & Sachdev, P. (1999). Differentiation of vascular dementia from AD on neuropsychological tests. *Neurology, 53,* 670–678. doi: 10.1212/WNL.53.4.670

Luck, T., Zaudig, M., Wiese, B. & Riedel-Heller, S. G. (2007). SIDAM: Alters- und bildungsspezifische Normen des kognitiven Leistungsteiles nach der neuen CASMIN-Bildungsklassifikation. *Zeitschrift für Gerontopsychologie und -psychiatrie, 20* (1), 31–38. doi: 10.1024/1011-6877.20.1.31

Luttenberger, K., Hofner, B. & Graessel, E. (2012). Are the effects of a non-drug multimodal activation therapy of dementia sustainable? Follow-up study 10 months after completion of a randomised controlled trial. *BMC Neurology, 12,* 151. doi: 10.1186/1471-2377-12-151

Marcos, A., Gil, P., Barabash, A., Rodríguez, R., Encinas, M., Fernández, C. et al. (2006). Neuropsychological markers of progression from mild cognitive impairment to Alzheimer's disease. *American Journal of Alzheimer's Disease & Other Dementias, 21* (3), 189–196.

Massimi, M., Berry, E., Browne, G., Smyth, G., Watson, P. & Baecker, R.M. (2008). An exploratory case study of the impact of ambient biographical displays on identity in a patient with Alzheimer's disease. *Neuropsychological Rehabilitation, 18* (5–6), 742–765.

Mathias, J.L. & Burke, J. (2009). Cognitive functioning in Alzheimer's and vascular dementia: A meta-analysis. *Neuropsychology, 23* (4), 411–423. doi: 10.1037/a0015384

Mathias, J.L. & Morphett, K. (2010). Neurobehavioral differences between Alzheimer's disease and frontotemporal dementia: A meta-analysis. *Journal of Clinical and Experimental Neuropsychology, 32* (7), 682–698. doi: 10.1080/13803390903427414

McKhann, G.M., Albert, M.S., Grossman, M., Miller, B., Dickson, D. & Trojanowski, J.Q. (2001). Clinical and pathological diagnosis of frontotemporal dementia: Report of the Work Group on Frontotemporal Dementia and Pick's Disease. *Archives of Neurology, 58* (11), 1803–1809.

Merten, T. (1999). Über Sinn und Unsinn der Verwendung von Screening-Instrumenten in der neuropsychologischen Diagnostik. *Diagnostica, 45* (3), 154–162. doi: 10.1026//0012-1924.45.3.154

Miller, B.L., Ikonte, C., Ponton, M., Levy, M., Boone, K., Darby, A. et al. (1997). A study of the Lund-Manchester research criteria for frontotemporal dementia: Clinical and single-photon emission CT correlations. *Neurology, 48* (4), 937–942.

Mitchell, A.J. (2008). The clinical significance of subjective memory complaints in the diagnosis of mild cognitive impairment and dementia: A meta-analysis. *International Journal of Geriatric Psychiatry, 23,* 1191–1202. doi: 10.1002/gps.2053

Mitchell, A.J. & Shiri-Feshki, M. (2009). Rate of progression of mild cognitive impairment to dementia – Meta-analysis of 41 robust inception cohort studies. *Acta Psychiatrica Scandinavica, 119,* 252–265. doi: 10.1111/j.1600-0447.2008.01326.x

Moafmashhadi, P. & Koski, L. (2013). Limitations for interpreting failure on individual subtests of the Montreal Cognitive Assessment. *Journal of Geriatric Psychiatry and Neurology, 26* (1), 19–28. doi: 10.1177/0891988712473802

Modrego, P.J. & Ferrandez, J. (2004). Depression in patients with mild cognitive impairment increases the risk of developing dementia of Alzheimer type: A prospective cohort study. *Archives of Neurology, 61* (8), 1290–1293.

Mohamed, S., Rosenheck, R., Lyketsos, C.G., Kaczynski, R., Sultzer, D.L. & Schneider, L.S. (2012). Effect of second-generation antipsychotics on caregiver burden in Alzheimer's disease. *Journal of Clinical Psychiatry, 73* (1), 121–128. doi: 10.4088/JCP.10m06574

Moniz-Cook, E. & Manthorpe, J. (2009). *Early psychosocial interventions in dementia: Evidence-based practice*. London: Jessica Kingsley.

Monsch, A.U., Feldmann, C., Berres, M., Beutler, M., Studer, A., Stähelin, H.B. et al. (2005). Severe Cognitive Impairment Profile (SCIP). Vergleich mit der Severe Impairment Battery (SIB) bei schwer dementen Alterspatienten. *Zeitschrift für Gerontopsychologie und -psychiatrie, 18* (2), 57–66.

Moritz, S., Ferahli, S. & Naber, D. (2004). Memory and attention performance in psychiatric patients: Lack of correspondence between clinician-rated and patient-rated functioning with neuropsychological test results. *Journal of the International Neuropsychological Society, 10,* 623–633.

Müller, U., Wolf, H., Kiefer, M. & Gertz, H. J. (2003). Nationale und Internationale Demenz-Leitlinien im Vergleich. *Fortschritte der Neurologie Psychiatrie, 71,* 285–295.

Murfield, J., Cooke, M., Moyle, W., Shum, D. & Harrison, S. (2011). Conducting randomized controlled trials with older people with dementia in long-term care: Challenges and lessons learnt. *International Journal of Nursing Practice, 17* (1), 52–59. doi: 10.1111/j.1440-172X.2010.01906.x

Nasreddine, Z. S., Phillips, N. A., Bedirian, V., Charbonneau, S., Whitehead, V., Collin, I. et al. (2005). The Montreal Cognitive Assessment, MoCA: A brief screening tool for mild cognitive impairment. *Journal of the American Geriatrics Society, 53* (4), 695–699. doi: 10.1111/j.1532-5415.2005.53221.x

Neal, M. & Briggs, M. (2003). Validation therapy for dementia. *Cochrane Database of Systematic Reviews* (3), doi: 10.1002/14651858.CD001394

Neary, D., Snowden, J. S., Gustafson, L., Passant, U., Stuss, D., Black, S. et al. (1998). Frontotemporal lobar degeneration: A consensus on clinical diagnostic criteria. *Neurology, 51,* 1546–1554. doi: 10.1212/WNL.51.6.1546

Nelson, A. P. & O'Connor, M. G. (2008). Mild cognitive impairment: A neuropsychological perspective. *CNS Spectrums: The International Journal of Neuropsychiatric Medicine, 13* (1), 56–64.

Niemann, H., Sturm, W., Thöne-Otto, A. I. T. & Willmes, K. (2008). *California Verbal Learning Test (CVLT) – Deutsche Adaptation.* Frankfurt/Main: Pearson Assessment.

Olazaran, J., Reisberg, B., Clare, L., Cruz, I., Pena-Casanova, J., Del Ser, T. et al. (2010). Nonpharmacological therapies in Alzheimer's disease: A systematic review of efficacy. *Dementia and Geriatric Cognitive Disorders, 30* (2), 161–178. doi: 10.1159/000316119

Oosterman, J. M. & Scherder, E. J. A. (2006). Distinguishing between vascular dementia and Alzheimer's disease by means of the WAIS: A meta-analysis. *Journal of Clinical and Experimental Neuropsychology, 28* (7), 1158–1175. doi: 10.1080/13803390500263543

Orgeta, V., Qazi, A., Spector, A. E. & Orrell, M. (2014). Psychological treatments for depression and anxiety in dementia and mild cognitive impairment. *Cochrane Database of Systematic Reviews* (1), doi: 10.1002/14651858.CD009125.pub2

Oswald, W. D. & Fleischmann, U. M. (1999). *Nürnberger-Alters-Inventar (NAI)* (4. Aufl.). Göttingen: Hogrefe.

Oswald, W. D., Hagen, B. & Rupprecht, R. (2001). Die SIMA-Studie: Training des Gedächtnisses und der Psychomotorik im Alter. In K. J. Klauer (Hrsg.), *Handbuch kognitives Training* (Bd. 2, S. 467–490). Göttingen: Hogrefe.

Ownby, R. L., Crocco, E., Acevedo, A., John, V. & Loewenstein, D. (2006). Depression and risk for Alzheimer disease: Systematic review, meta-analysis, and metaregression analysis. *Archives of General Psychiatry, 63* (5), 530–538. doi: 10.1001/archpsyc.63.5.530

Pasquier, F., Lebert, F., Lavenu, I. & Guillaume, B. (1999). The clinical picture of frontotemporal dementia: Diagnosis and follow-up. *Dementia and Geriatric Cognitive Disorders, 10* (Suppl. 1), 10–14. doi: 10.1159/000051206

Perneczky, R., Pohl, C., Sorg, C., Hartmann, J., Komossa, K., Alexopoulos, P. et al. (2006). Complex activities of daily living in mild cognitive impairment: Conceptual and diagnostic issues. *Age and Ageing, 35* (3), 240–245. doi: 10.1093/ageing/afj054

Perry, R. J. & Hodges, J. R. (1996). Spectrum of memory dysfunction in degenerative disease. *Current Opinion in Neurology, 9,* 281–285. doi: 10.1097/00019052-199608000-00007

Petermann, F. (Hrsg.). (2012). *WAIS-IV. Wechsler Adult Intelligence Scale – Fourth Revision. Deutschsprachige Adaptation der WAIS-IV nach David Wechsler.* Frankfurt/Main: Pearson Assessment.

Peters, M. (2006). *Psychosoziale Beratung und Psychotherapie im Alter*. Göttingen: Vandenhoeck + Ruprecht. doi: 10.13109/9783666462597

Petersen, R.C., Doody, R.S., Kurz, A., Mohs, R., Morris, J.C., Rabins, P.V. et al. (2001). Current concepts in mild cognitive impairment. *Archives of Neurology, 58,* 1985–1992. doi: 10.1001/archneur.58.12.1985

Petersen, R.C., Jack, C.R., Xu, Y.C., Waring, S.C., O'Brien, P.C., Smith, G.E. et al. (2000). Memory and MRI-based hippocampal volumes in aging and AD. *Neurology, 54* (3), 581–587. doi: 10.1212/WNL.54.3.581

Petersen, R.C. & Negash, S. (2008). Mild cognitive impairment: An overview. *CNS Spectrums: The International Journal of Neuropsychiatric Medicine, 13* (1), 45–53.

Pick, A. (1892). Über die Beziehungen der senilen Hirnatrophie zur Aphasie. *Prager Medicinische Wochenschrift, 17,* 165–166.

Pinto, E. & Peters, R. (2009). Literature review of the Clock Drawing Test as a tool for cognitive screening. *Dementia and Geriatric Cognitive Disorders, 27,* 201–213. doi: 10.1159/000203344

Portella, M., Marcos, T., Rami, L., Navarro, V., Gastó, C. & Salamero, M. (2003). Residual cognitive impairment in late-life depression after a 12-month period follow-up. *International Journal of Geriatric Psychiatry, 18,* 571–576. doi: 10.1002/gps.895

Pratt, R., Clare, L. & Aggarwal, N. (2005). The ‚Talking About Memory Coffee Group': A new model of support for people with early-stage dementia and their families. *Dementia, 4* (1), 143–148. doi: 10.1177/1471301205004001110

Rascovsky, K., Hodges, J.R., Knopman, D., Mendez, M.F., Kramer, J.H., Neuhaus, J. et al. (2011). Sensitivity of revised diagnostic criteria for the behavioural variant of frontotemporal dementia. *Brain, 134,* 2456–2477. doi: 10.1093/brain/awr179

Ravaglia, G., Forti, P., Maioli, F., Martelli, M., Servadei, L., Brunetti, N. et al. (2006). Conversion of mild cognitive impairment to dementia: Predictive role of mild cognitive impairment subtypes and vascular risk factors. *Dementia and Geriatric Cognitive Disorders, 21,* 51–58.

Retz-Junginger, P., Supprian, T., Retz, W., Rösler, M. & Traue, H.C. (2005). Metagedächtnisleistungen bei Alzheimerpatienten. *Fortschritte der Neurologie, Psychiatrie, 73,* 327–332. doi: 10.1055/s-2004-830245

Riedel-Heller, S.G., Schork, A., Matschinger, H. & Angermeyer, M.C. (2000). Subjektive Gedächtnisstörungen – ein Zeichen für kognitive Beeinträchtigung im Alter? Ein Überblick zum Stand der Forschung. *Zeitschrift für Gerontologie und Geriatrie, 33* (1), 9–16. doi: 10.1007/s003910050002

Rolinski, M., Fox, C., Maidment, I. & McShane, R. (2012). Cholinesterase inhibitors for dementia with Lewy bodies, Parkinson's disease dementia and cognitive impairment in Parkinson's disease. *Cochrane Database of Systematic Reviews* (3), doi: 10.1002/14651858.CD006504.pub2

Romero, B. & Eder, G. (1992). Selbst-Erhaltungs-Therapie (SET): Konzept einer neuropsychologischen Therapie bei Alzheimer-Kranken. *Gerontopsychologie und -psychiatrie, 4,* 267–282.

Romero, B. & Wenz, M. (2002). Konzept und Wirksamkeit eines Behandlungsprogrammes für Demenzkranke und deren Angehörige. Ergebnisse aus dem Alzheimer Therapiezentrum Bad Aibling. *Zeitschrift für Gerontologie und Geriatrie, 35* (2), 118–128.

Rösler, M., Frey, U., Retz-Junginger, P., Supprian, T. & Retz, W. (2003). Diagnostik der Demenzen: Standardisierte Untersuchungsinstrumente im Überblick. *Fortschritte der Neurologie Psychiatrie, 71,* 187–198. doi: 10.1055/s-2003-38507

Ruhe, H.-G. (2007). *Methoden der Biografiearbeit. Lebensspuren entdecken und verstehen* (3. Aufl.). Weinheim: Juventa.

Sachdev, P. S., Lipnicki, D. M., Crawford, J., Reppermund, S., Kochan, N. A., Trollor, J. N. et al. (2013). Factors predicting reversion from mild cognitive impairment to normal cognitive functioning: A population-based study. *PLoS One, 8* (3), e59649. doi: 10.1371/journal.pone.0059649

Salmon, D. P. & Bondi, M. W. (2009). Neuropsychological assessment of dementia. *Annual Review of Psychology, 60,* 257–282. doi: 10.1146/annurev.psych.57.102904.190024

Salmon, D. P. & Filoteo, J. V. (2007). Neuropsychology of cortical versus subcortical dementia syndromes. *Seminars in Neurology, 27,* 7–21. doi: 10.1055/s-2006-956751

Saß, H., Wittchen, H. U., Zaudig, M. & Houben, I. (Hrsg.). (2003). *Diagnostisches und Statistisches Manual Psychischer Störungen – Textrevision DSM-IV-TR.* Göttingen: Hogrefe.

Satzger, W., Hampel, H., Bürger, K., Nolde, T., Ingrassia, G. & Engel, R. R. (2001). Zur praktischen Anwendung der CERAD-Testbatterie als neuropsychologisches Demenzscreening. *Nervenarzt, 72,* 196–203. doi: 10.1007/s001150050739

Schaub, R. T. & Freyberger, H. J. (2012). Diagnostik und Klassifikation. In C.-W. Wallesch & H. Förstl (Hrsg.), *Demenzen (RRN – Referenz-Reihe Neurologie)* (2. Aufl., S. 87–112). Stuttgart: Thieme.

Schellig, D., Drechsler, R., Heinemann, D. & Sturm, W. (2009). *Handbuch neuropsychologischer Testverfahren.* Band 1*: Aufmerksamkeit, Gedächtnis, exekutive Funkionen.* Göttingen: Hogrefe.

Scheurich, A. & Brokate, B. (2009). *Neuropsychologie der Alkoholabhängigkeit.* Göttingen: Hogrefe.

Schlegel, J. & Neff, F. (2012). Neuropathologie. In C.-W. Wallesch & H. Förstl (Hrsg.), *Demenzen (RRN – Referenz-Reihe Neurologie)* (2. Aufl., S. 67–86). Stuttgart: Thieme.

Schmand, B., Eikelenboom, P., van Gool, W. A. & the Alzheimer's Disease Neuroimaging Initiative (2011). Value of neuropsychological tests, neuroimaging, and biomarkers for diagnosing Alzheimer's disease in younger and older age cohorts. *Journal of the American Geriatrics Society, 59* (9), 1705–1710.

Schulz, J. G. (2002). Sonstige toxische Demenzen und andere seltene Demenzformen. In K. Beyreuther, K. M. Einhäupl, H. Förstl & A. Kurz (Hrsg.), *Demenzen. Grundlagen und Klinik* (S. 365–412). Stuttgart: Thieme.

Schweitzer, P. & Bruce, E. (2010). *Das Reminiszenz-Buch. Praxisleitfaden zur Biografie- und Erinnerungsarbeit mit alten Menschen.* Bern: Huber.

Seigerschmidt, E., Mösch, E., Siemen, M., Förstl, H. & Bickel, H. (2002). The clock drawing test and questionable dementia: Reliability and validity. *International Journal of Geriatric Psychiatry, 17,* 1048–1054. doi: 10.1002/gps.747

Seignourel, P. J., Kunik, M. E., Snow, L., Wilson, N. & Stanley, M. (2008). Anxiety in dementia: A critical review. *Clinical Psychology Review, 28* (7), 1071–1082. doi: 10.1016/j.cpr.2008.02.008

Seitz, D. P., Adunuri, N., Gill, S. S., Gruneir, A., Herrmann, N. & Rochon, P. (2011). Antidepressants for agitation and psychosis in dementia. *Cochrane Database of Systematic Reviews* (2), doi: 10.1002/14651858.CD008191.pub2

Shulman, K. I. (2000). Clock-drawing: Is it the ideal cognitive screening test? *International Journal of Geriatric Psychiatry, 15,* 548–561.

Slavin, M. J., Phillips, J. G., Bradshaw, J. L., Hall, K. A., Presnell, I. & Bradshaw, J. A. (1995). Kinematics of handwriting movements in dementia of the Alzheimer's type. *Alzheimer's Research, 1,* 123–132.

Sofi, F., Valecchi, D., Bacci, D., Abbate, R., Gensini, G.F., Casini, A. et al. (2011). Physical activity and risk of cognitive decline: A meta-analysis of prospective studies. *Journal of Internal Medicine, 269* (1), 107–117. doi: 10.1111/j.1365-2796.2010.02281.x

Spector, A., Davies, S., Woods, B. & Orrell, M. (2000). Reality orientation for dementia: A systematic review of the evidence of effectiveness from randomized controlled trials. *Gerontologist, 40* (2), 206–212. doi: 10.1093/geront/40.2.206

Spector, A., Orrell, M., Lattimer, M., Hoe, J., King, M., Harwood, K. et al. (2012). Cognitive behavioural therapy (CBT) for anxiety in people with dementia: Study protocol for a randomised controlled trial. *Trials, 13,* 197. doi: 10.1186/1745-6215-13-197

Spector, A., Thorgrimsen, L., Woods, B., Royan, L., Davies, S., Butterworth, M. et al. (2003). Efficacy of an evidence-based cognitive stimulation therapy programme for people with dementia – Randomised controlled trial. *British Journal of Psychiatry, 183,* 248–254.

Spector, A., Woods, B. & Orrell, M. (2008). Cognitive stimulation for the treatment of Alzheimer's disease. *Expert Review of Neurotherapeutics, 8* (5), 751–757. doi: 10.1586/14737175.8.5.751

Sperling, R. & Johnson, K. (2013). Biomarkers of Alzheimer disease: Current and future applications to diagnostic criteria. *Continuum, 19* (2), 325–338.

Sperling, R.A., Aisen, P.S., Beckett, L.A., Bennett, D.A., Craft, S., Fagan, A.M. et al. (2011). Toward defining the preclinical stages of Alzheimer's disease: Recommendations from the National Institute on Aging-Alzheimer's Association workgroups on diagnostic guidelines for Alzheimer's disease. *Alzheimer's & Dementia, 7* (3), 280–292.

Statistisches Bundesamt. (2009). *Bevölkerung Deutschlands bis 2060. 12. koordinierte Bevölkerungsvorausberechnung*. Wiesbaden: Statistisches Bundesamt.

Sun, X., Steffens, D.C., Au, R., Folstein, M., Summergrad, P., Yee, J. et al. (2008). Amyloid-associated depression: A prodromal depression of Alzheimer disease? *Archives of General Psychiatry, 65* (5), 542–550.

Szkudlarek-Althaus, C. & Werheid, K. (2013). Lebensrückblicksinterventionen bei Depression. In A. Maercker & S. Forstmeier (Hrsg.), *Der Lebensrückblick in Therapie und Beratung* (S. 107–119). Berlin: Springer.

Taulbee, L.R. & Folsom, J.C. (1966). Reality orientation for geriatric patients. *Hospital and Community Psychiatry, 17* (5), 133–135.

Teri, L., Gibbons, L.E., McCurry, S.M., Logsdon, R.G., Buchner, D.M., Barlow, W.E. et al. (2003). Exercise plus behavioral management in patients with Alzheimer disease: A randomized controlled trial. *Journal of the American Medical Association, 290* (15), 2015–2022.

Teri, L., Logsdon, R.G., Uomoto, J. & McCurry, S.M. (1997). Behavioral treatment of depression in dementia patients: A controlled clinical trial. *Journal of Gerontology: Psychological Sciences, 52B* (4), 159–166.

Thalmann, B., Monsch, A., Bernasconi, F., Schneitter, M., Aebi, C., Camachova-Davet, Z. et al. (2000). The CERAD Neuropsychological Assessment Battery (CERAD-NAB) – A minimal data set as a common tool for German-speaking Europe. *Neurobiology and Aging, 21,* 30.

The Lund and Manchester Groups. (1994). Clinical and neuropathological criteria for frontotemporal dementia. *Journal of Neurology, Neurosurgery, and Psychiatry, 57* (4), 416–418.

Theml, T., Heldmann, B. & Jahn, T. (2001). Der Beitrag der Neuropsychologie zur Differentialdiagnose Depression versus Demenz. *Zeitschrift für Neuropsychologie, 12,* 302–313. doi: 10.1024//1016-264X.12.4.302

Thompson, J.C., Stopford, C.L., Snowden, J.S. & Neary, D. (2005). Qualitative neuropsychological performance characteristics in frontotemporal dementia and Alzheimer's disease. *Journal of Neurology, Neurosurgery, and Psychiatry, 76* (7), 920–927. doi: 10.1136/jnnp.2003.033779

Thöne-Otto, A. & Markowitsch, H. J. (2004). *Gedächtnisstörungen nach Hirnschäden.* Göttingen: Hogrefe.

Thöne-Otto, A. I. T. (2009). Psychotherapie bei Alzheimerpatienten: Eine neuropsychologische Aufgabe. *Zeitschrift für Neuropsychologie, 20* (1), 9–20. doi: 10.1024/1016-264X.20.1.9

Tomaszewksi Farias, S., Harrell, E., Neumann, C. & Houtz, A. (2003). The relationship between neuropsychological performance and daily functioning in individuals with Alzheimer's disease: Ecological validity of neuropsychological tests. *Archives of Clinical Neuropsychology, 18,* 655–672.

Traykov, L., Baudic, S., Thibaudet, M. C., Rigaud, A. S., Smagghe, A. & Boller, F. (2002). Neuropsychological deficit in early subcortical vascular dementia: Comparison to Alzheimer's disease. *Dementia and Geriatric Cognitive Disorders, 14,* 26–32. doi: 10.1159/000058330

Tschanz, J. T., Welsh-Bohmer, K. A., Skoog, I., West, N., Norton, M. C., Wyse, B. W. et al. (2000). Dementia diagnoses from clinical and neuropsychological data compared. *Neurology, 54* (2), 1290–1296. doi: 10.1212/WNL.54.6.1290

Ueda, T., Suzukamo, Y., Sato, M. & Izumi, S. I. (2013). Effects of music therapy on behavioral and psychological symptoms of dementia: A systematic review and meta-analysis. *Ageing Research Reviews, 12* (2), 628–641. doi: 10.1016/j.arr.2013.02.003

Urbas, S. (2009). Art therapy: Getting in touch with inner self and outside world. In E. Moniz-Cook & J. Manthorpe (Eds.), *Early psychosocial interventions in dementia* (S. 146–155). London: Jessica Kingsley.

van Hout, H. P., Vernooij-Dassen, M. J., Hoefnagels, W. H. & Grol, R. P. (2001). Measuring the opinions of memory clinic users: Patients, relatives and general practitioners. *International Journal of Geriatric Psychiatry, 16* (9), 846–851. doi: 10.1002/gps.411

van Weert, J. C. M., van Dulmen, A. M., Spreeuwenberg, P. M. M., Bensing, J. M. & Ribbe, M. W. (2005). The effects of the implementation of snoezelen on the quality of working life in psychogeriatric care. *International Psychogeriatrics, 17* (3), 407–427. doi: 10.1017/S1041610205002176

Vernooij-Dassen, M., Vasse, E., Zuidema, S., Cohen-Mansfield, J. & Moyle, W. (2010). Psychosocial interventions for dementia patients in long-term care. *International Psychogeriatrics, 22* (7), 1121–1128. doi: 10.1017/S1041610210001365

Villemagne, V. L., Burnham, S., Bourgeat, P., Brown, B., Ellis, K. A., Salvado, O. et al. (2013). Amyloid ß deposition, neurodegeneration, and cognitive decline in sporadic Alzheimer's disease. A prospective cohort study. *Lancet Neurology, 12* (4), 357–367. doi: 10.1016/S1474-4422(13)70044-9

Visser, P. J. & Brodaty, H. (2006). MCI is not a clinically useful concept. *International Psychogeriatrics, 18* (3), 402–409.

Wagner, M., Wolf, S., Reischies, F. M., Daerr, M., Wolfsgruber, S., Jessen, F. et al. (2012). Biomarker validation of a cued recall memory deficit in prodromal Alzheimer disease. *Neurology, 78* (6), 379–386. doi: 10.1212/WNL.0b013e318245f447

Wahl, H.-W., Tesch-Römer, C. & Ziegelmann, J. (2012). *Angewandte Gerontologie: Interventionen für ein gutes Altern in 100 Schlüsselbegriffen.* Stuttgart: Kohlhammer.

Wallesch, C. W. & Förstl, H. (Hrsg.). (2012). *Demenzen (RRN – Referenz-Reihe Neurologie)* (2. Aufl.). Stuttgart: Thieme.

Welsh, K. A., Butters, N., Mohs, R. C., Beekly, D., Edland, S., Fillenbaum, G. et al. (1994). The Consortium to Establish a Registry for Alzheimer's Disease (CERAD). Part V. A normative study of the neuropsychological battery. *Neurology, 44,* 609–614. doi: 10.12 12/WNL.44.4.609

Werheid, K. (2011). Neuropsychologische Diagnostik bei Alzheimerkrankheit im Frühstadium: Status quo und Zukunftstrends. *Zeitschrift für Psychiatrie, Psychologie und Psychotherapie, 59* (2), 95–102. doi: 10.1024/1661-4747/a000059

Werheid, K. & Baron, S. (2009). Depressionstherapie bei früher Alzheimerdemenz: Modifikation kognitiv-verhaltenstherapeutischer Techniken. *Zeitschrift für Neuropsychologie, 20* (1), 39–46. doi: 10.1024/1016-264X.20.1.39

Werheid, K., Koehncke, Y., Ziegler, M. & Kurz, A. (in revision). Latent change score modeling as an alternative approach to analyze the effects of antidepressive treatment in early Alzheimer's disease.

Werheid, K. & Thöne-Otto, A. I. (2010). *Alzheimer-Krankheit. Ein neuropsychologisch-verhaltenstherapeutisches Manual.* Weinheim: Beltz PVU.

Wilson, R. S., Schneider, J. A., Barnes, L. L., Beckett, L. A., Aggarwal, N. T., Cochran, E. J. et al. (2002). The Apolipoprotein E e4 Allele and decline in different cognitive systems during a 6-year period. *Archives of Neurology, 59,* 1154–1160. doi: 10.1001/archneur. 59.7.1154

Wilz, G., Schinköthe, D. & Soellner, R. (2011). Goal attainment and treatment compliance in a cognitive-behavioral telephone intervention for family caregivers of persons with dementia. *Journal of Gerontopsychology and Geriatric Psychiatry 24* (3), 115–125. doi: 10.1024/1662-9647/a000043

Winblad, B., Palmer, K., Kivipelto, M., Jelic, V., Fratiglioni, L., Wahlund, L. O. et al. (2004). Mild cognitive impairment – beyond controversies, towards a consensus: Report of the International Working Group on Mild Cognitive Impairment. *Journal of Internal Medicine, 256,* 240–246.

Witt, K., Deuschl, G. & Bartsch, T. (2013). Frontotemporale Demenzen. *Nervenarzt, 84* (1), 20–32. doi: 10.1007/s00115-012-3477-x

Wolf, S. A., Kubatschek, K., Henry, M., Harth, S., Ebert, A. D. & Wallesch, C. W. (2009). Fremdbeurteilung kognitiver Veränderungen im Alter. Erste Vergleichswerte für den deutschen IQCODE. *Nervenarzt, 80,* 1176–1189. doi: 10.1007/s00115-009-2794-1

Wolfson, C., Wolfson, D. B., Asgharian, M., M'Lan, C. E., Ostbye, T., Rockwood, K. et al. (2001). A reevaluation of the duration of survival after the onset of dementia. *New England Journal of Medicine, 344* (15), 1111–1116. doi: 10.1056/NEJM200104123441501

Woods, B., Spector, A., Jones, C., Orrell, M. & Davies, S. (2005). Reminiscence therapy for dementia. *Cochrane Database of Systematic Reviews* (2), doi: 10.1002/14651858.CD00 1120.pub2

Woods, R. T., Bruce, E., Edwards, R. T., Elvish, R., Hoare, Z., Hounsome, B. et al. (2012). REMCARE: Reminiscence groups for people with dementia and their family caregivers – Effectiveness and cost-effectiveness pragmatic multicentre randomised trial. *Health Technology Assessment, 16* (48).

Zakzanis, K. K. (1998). Quantitative evidence for neuroanatomic and neuropsychological markers in dementia of the Alzheimer's type. *Journal of Clinical and Experimental Neuropsychology, 20* (2), 259–269. doi: 10.1076/jcen.20.2.259.1174

Zakzanis, K. K., Leach, L. & Kaplan, E. (1999). *Neuropsychological differential diagnosis.* Lisse/NL: Swets & Zeitlinger.

Zaudig, M. (2011). Leichte kognitive Beeinträchtigung im Alter. In H. Förstl (Hrsg.), *Demenzen in Theorie und Praxis* (3. Aufl., S. 25–46). Berlin: Springer.

Zaudig, M., Hiller, W., Geiselmann, B., Hansert, E., Linder, G., Mombour, W. et al. (1996). *SIDAM – Strukturiertes Interview für die Diagnose einer Demenz vom Alzheimer Typ, der Multiinfarkt- (oder vaskulären) Demenz und Demenzen anderer Ätiologie nach DSM-III-R, DSM-IV und ICD-10*. Bern: Huber.

Zehnder, A. E., Bläsi, S., Berres, M., Spiegel, R. & Monsch, A. U. (2007). Lack of practice effects on neuropsychological tests as early cognitive markers of Alzheimer's disease? *American Journal of Alzheimer's Disease & Other Dementias, 22* (5), 416–426.

Zerfass, R., Daniel, S. & Förstl, H. (1997). Grundzüge des diagnostischen Vorgehens bei Demenzverdacht. In H. Förstl (Hrsg.), *Lehrbuch der Gerontopsychiatrie* (S. 253–262). Stuttgart: Enke.

Zubenko, G. S., Zubenko, W., McPherson, S., Spoor, E., Marin, D. B., Farlow, M. et al. (2003). A collaborative study of the emergence and clinical features of the major depressive syndrome of Alzheimer's disease. *American Journal of Psychiatry, 160,* 857–866.

Zwiller, S., Sollberger, M. & Monsch, A. U. (2007). Neuropsychologie der corticalen und subcorticalen Demenzen. So schätzen Sie Ihre Demenz-Patienten richtig ein. *Geriatrie Praxis, 3,* 14–17.

10 Anhang

10.1 Adressen mit Hilfs- und Informationsangeboten

AlzForum
1 Main Street, 13th Floor/Cambridge, MA 02142 (USA)
www.alzforum.org

Alzheimer's Disease International (ADI)
64 Great Suffolk Street/London SE 1 OBL (UK)
www.alz.co.uk

Alzheimer Europe
14, Rue Dicks/L-1417 Luxembourg (L)
www.alzheimer-europe.org

Alzheimer Forschung Initiative e. V.
Kreuzstr. 34/40210 Düsseldorf (Tel. 02 11/86 20 66-0)
www.alzheimer-forschung.de

Deutsche Alzheimer Gesellschaft e. V.
Friedrichstr. 236/10969 Berlin (Tel. 0 30/2 59 37 95-0)
www.deutsche-alzheimer.de

Deutsches Zentrum für Neurodegenerative Erkrankungen (DZNE)
Holbeinstr. 13–15/53175 Bonn (Tel. 02 28/4 33 02-0)
www.dzne.de

Hirnliga e. V.
Postfach 1366/51657 Wiehl (Tel. 0 22 62/9 99 99 17)
www.hirnliga.de

Knowledge Centre of Psychiatry in the Elderly
Da Costakade 45/3521 VS Utrecht (NL)
www.elderlypsychiatry.com

Kompetenznetz Demenzen e. V.
c/o Zentralinstitut für Seelische Gesundheit; J5/68159 Mannheim
www.kompetenznetz-demenzen.de

Serviceportal „Wegweiser Demenz" des Bundesministeriums für Familie, Senioren, Frauen und Jugend
Glinkastr. 24/10117 Berlin (Tel. 030/18555-0)
www.wegweiser-demenz.de

10.2 Glossar

Anomie: Unfähigkeit zur Benennung von Dingen und Objekten, auch zum Erkennen und Erinnern von Objektnamen. In schwächerer Form: Wortfindungsstörung.

Anterograde Amnesie: Gedächtnisverlust im Sinne einer Unfähigkeit, neue Gedächtnisinhalte zu bilden, also zu Lernen und Erfahrungen abzuspeichern. Altgedächtnisinhalte sind hingegen nicht betroffen. Gegenteilige Störungsmuster (Altgedächtnisverluste bei erhaltener Lernfähigkeit) werden als retrograde Amnesie bezeichnet.

Apoptose: Aus physiologischen Gründen „programmierter" Untergang einzelner Zellen oder Zellverbände. Oft in der Nachbarschaft von Nekrosen infolge der durch sie ausgelösten entzündlichen Prozesse anzutreffen.

Attributables Risiko: auch Risikodifferenz, ein aus relativen Risiken (RR) abgeleitetes epidemiologisches Maß. Wird aus Bevölkerungsstudien gewonnen als Verhältnis des Krankheitsrisikos bei Personen mit einem bestimmten Risikofaktor *minus* dem Krankheitsrisiko bei Personen ohne diesen Risikofaktor. Im Gegensatz zum relativen Risiko, das die Stärke des Zusammenhangs zwischen Risikofaktor und Krankheit zum Ausdruck bringt, bemisst das attributable Risiko die absolute Anzahl der Krankheitsfälle, die auf den Risikofaktor zurückgehen.

Attribution: Ursachenzuschreibung, sozialpsychologischer Oberbegriff für „alltagspsychologische" Erklärungen menschlichen Verhaltens. Unterschieden wird zwischen intern(al)en Attributionen, bei denen die Persönlichkeit des Handelnden als Ursache des Verhaltens angenommen wird, und extern(al)en Attributionen, bei denen die Situation zur Erklärung herangezogen wird. Breit belegt ist der *fundamentale Attributionsfehler* einer Tendenz zur internalen Attribution des Verhaltens anderer Personen, während eigenes Verhalten eher external attibuiert wird.

Autopsie: Untersuchung eines Gegenstandes mit eigenen Augen. In der Medizin: Leichenöffnung (Obduktion). Autopsie-Studien sind für die Demenzforschung besonders wichtig, weil letztlich nur durch sie der neuropathologische Befund gesichert werden kann.

Bildgebung: Sammelbegriff für alle technischen Methoden der medizinischen Diagnostik, mit denen sich Zustände und Prozesse im Körperinnern visualisieren lassen. Klassische Beispiele sind die Röntgenaufnahme und das Computertomogramm (CT). Neuere und speziell in der Neurodiagnostik bedeutsame Verfahren sind die strukturelle bzw. funktionelle Kernspintomografie (*Magnetic Resonance Imaging*, MRI), die mit starken Magnetfeldern, und die Positronen-Emissions-Tomografie (PET), die mit Radioisotopen arbeiten.

Biomarker: Im weitesten Sinne jede Art von somatischem Befund, der eine hohe positive und negative Vorhersagevalidität für eine bestimmte Krankheit hat. Speziell in der Demenzdiagnostik: Aus dem Blut oder der Nervenflüssigkeit (Liquor) bestimmbare biochemische Indikatoren für zelluläre Abbauprozesse im Gehirn (Tau-Protein, Amyloidmarker).

Bradykinese: Krankheitsbedingte Verlangsamung motorischer Abläufe. Häufigstes Symptom im Frühstadium der Parkinsonkrankheit. Nicht zu verwechseln mit Hypokinese (Bewegungsarmut).

Bradyphrenie: Krankheitsbedingte Verlangsamung geistiger Prozesse beim Denken.

Dysexekutives Syndrom: Oberbegriff für Störungen höherer psychischer Prozesse wie Planen, Problemlösen, Umstellfähigkeit und zielgerichtete Verhaltenssteuerung (einschließlich Reaktionsinhibition) sowie damit oft einhergehender affektiver Auffälligkeiten (Affektverflachung vs. Erregung), psychopathologischen Symptomen (u. a. Distanzlosigkeit, Interessensverlust, Ablenkbarkeit) und charakteristischen Veränderungen der Persönlichkeit („Wesensänderung"). Ersetzt den heute nicht mehr gebräuchlichen Begriff des *Frontalhirnsyndroms*, um dessen vereinfachende hirnlokalisatorische Implikationen zu vermeiden.

Effektstärke: Empirisches Maß für die Enge des Zusammenhangs zwischen Variablen oder die Größe des Unterschieds zwischen Personengruppen. Sollte in jeder Forschungsstudie ergänzend zu inferenzstatistischen Ergebnisabsicherung mitgeteilt werden, ist für Meta-Analysen unverzichtbar. Das bekannteste Effektstärkemaß ist Cohens d, das die Mittelwertdifferenz zweier Probandengruppen auf deren gemeinsame Standardabweichung bezieht. Effektstärken sind im Unterschied zu Irrtumswahrscheinlichkeiten unabhängig von der Stichprobengröße beurteilbar.

Epidemiologie: Lehre von der raumzeitlichen Verteilung von Krankheiten, liefert wichtige Daten zur Planung von Vorbeugungs- und Behandlungsmaßnahmen. Während die *deskriptive* Epidemiologie Daten zur Prävalenz und Inzidenz von Erkrankungen erhebt, versucht die *analytische* Epidemiologie Krankheitsursachen (insbesondere Risikofaktoren, aber auch protektiv wirksame Faktoren) sowie Einflussfaktoren auf Krankheitsverläufe zu identifizieren.

Evidenzbasiert: Diagnostische oder therapeutische Maßnahmen, die auf empirisch erhobenen und zusammenfassend bewerteten wissenschaftlichen Erkenntnissen beruhen.

Feldstudie: Form wissenschaftlicher Untersuchung. Im Gegensatz zu Untersuchungen im Labor (Laborstudien) und Untersuchungen in Behandlungseinrichtungen (Klinische Studien) werden hier (meist größere) *nicht vorselektierte* Stichproben aus der Allgemeinbevölkerung untersucht.

Generika: Medikamente, die den selben Wirkstoff wie ein bereits auf dem Markt befindliches Präparat enthalten, meist jedoch preiswerter erhältlich sind.

Gliose: Unspezifische neuropathologische Reaktion auf verschiedene neurologische Erkrankungen, besteht in der erhöhten Anzahl von Gliazellen in einem geschädigten Bereich des Gehirns. Gliazellen nehmen den Raum, aber nicht die Funktion der zugrunde gegangenen Neurone ein.

Inzidenz: Anteil der Neuerkrankungen an den zuvor Gesunden innerhalb eines Jahres. Wird wie die Prävalenz empirisch aus möglichst bevölkerungsrepräsentativen, quer- und längsschnittlichen Feldstudien gewonnen.

Konfabulation: Objektiv falsche Erinnerungsberichte, gelegentlich auch zutreffende Erinnerungsfragmente, die jedoch in einen falschen Zusammenhang gestellt werden.

Kristalline Intelligenz: Jener Bereich intellektueller Funktionen, der im Erwachsenenalter relativ stark durch Lernen und Erfahrung geprägt ist. Im Gegensatz dazu sind fluide Intelligenzfaktoren stärker begabungsabhängig und unterliegen deutlicheren Alterungsprozessen.

Meta-Analyse: Während herkömmliche narrative (erzählende) Übersichtsarbeiten den in einem bestimmten Forschungsgebiet erreichten Wissensstand nur schildern, erlauben Meta-Analysen die Aggregation und damit Verdichtung der quantitativen Ergebnisse aus zahlreichen Einzelstudien (Primärstudien) anhand von Effektstärken, die Auskunft geben über die durchschnittliche Größe eines Zusammenhanges zwischen Variablen oder eines Unterschiedes zwischen Personengruppen.

Morbiditätsrisiko: Theoretisches Maß der Epidemiologie, das aus Inzidenzraten abgeleitet werden kann und die mortalitätsbereinigte, kumulierte Erkrankungswahrscheinlichkeit angibt. Im vorliegenden Zusammenhang: Anteil der Bevölkerung, der bis zu einem bestimmten Alter an einer Demenz erkranken würde, wenn es zu keinen Todesfällen aufgrund anderer Erkrankungen käme.

Nekrose (*griech.*: das Töten, Absterben): In lebenden Organismen stattfindender pathologischer Untergang einzelner Zellen oder Zellpopulationen.

Neurodegeneration (von griech. *neuron* = Nerv, lat. *degenerare* = aus der Art schlagen): Im weitesten Sinn jede Form von verlustbehafteten Abbauprozessen im Nervensystem; i. e. S. spezifische neuropathologische Vorgänge, die Nervenzellen bzw. Nervenzellfortsätze betreffen. Der führende Befund neurodegenerativer Erkrankungen ist der neuronale Zellverlust durch nekrotischen oder apoptotischen Zelltod.

Normaldruckhydrozephalus: Krankhafte Erweiterung der inneren Liquorräume ohne konstant erhöhten intrakraniellen Druck, meist über lange Zeiträume unter Atrophie periventrikulärer Hirnareale entstanden. Klinische Symptome: Trias bestehend aus Gangstörung, demenzieller Entwicklung und Inkontinenz.

Odds-Ratio: Wie das Relative Risiko (RR) ein epidemiologisches Risikomaß, hier als Verhältnis zweier Chancen *(odds)*, nämlich der, krank zu sein, wenn man einem Risikofaktor ausgesetzt war, gegenüber der, krank zu sein, wenn man diesem Risikofaktor nicht ausgesetzt war. Wird verwendet in Studien, die keine Daten zur Inzidenz liefern (wie Fallkontrollstudien im Gegensatz zu prospektiven Längsschnittstudien). OR = 1 bedeutet kein verändertes Krankheitsrisiko, OR = 2 ein verdoppeltes Risiko, OR < 1 kein erhöhtes, sondern ein geringeres Risiko (bei protektiven Faktoren).

Off label-Verschreibung: Verordnung einer Arznei außerhalb seines in der Zulassung beantragten und von der zuständigen Behörde genehmigten therapeutischen Gebrauchs.

Paraphasie: Fehlerhafte Verwendung eines Wortes, das eine ähnliche Bedeutung (semantische P.) oder einen ähnlichen Klang (phonematische P.) aufweist wie das intendierte Wort.

Pathognomonisch: Diagnostisches Zeichen, das hinreichend für eine sichere Diagnosestellung ist. Seine Sensitivität und Spezifität betragen jeweils 100 %.

Plaques: Proteinablagerungen zwischen Nervenzellen.

Prädilektion: „Vorliebe“; in der Medizin die von einem bestimmten Krankheitsprozess bevorzugte Körperregion.

Prävalenz: Anzahl der in einer bestimmten Bevölkerung zu einem bestimmten Zeitpunkt erkrankten Personen. Die Prävalenz hängt sowohl von der Inzidenz als auch von der mittleren Erkrankungsdauer ab.

Prodromalstadium: Vorstadium einer Krankheit oder Übergangsphase, in der uncharakteristische Vorzeichen oder auch Frühsymptome auftreten.

Profilanalyse: Dient in der psychometrischen Diagnostik der Beurteilung von mit Testbatterien gewonnenen Untersuchungsergebnissen. Kann orientierend durch visuelle Inspektion eines (am besten grafisch) dargestellten Ergebnisprofils oder quantitativ durch elaborierte Methoden der einzelfallstatistischen Profilauswertung erfolgen.

Psychoedukation: Im weitesten Sinne alle Maßnahmen zur Wissensvermittlung bzw. Schulung der von einer bestimmten Erkrankung betroffenen Personen.

Relatives Risiko: Verhältnis der Häufigkeit einer Erkrankung (z. B. Demenz) bei Personen *mit* einem bestimmten Risikofaktor (z. B. Rauchen) zur Häufigkeit der Erkrankung bei

Personen *ohne* diesen Risikofaktor. Das RR gibt Auskunft darüber, wie viel mal häufiger eine Erkrankung bei risikoexponierten Personen im Vergleich zu nicht risikoexponierten Personen ist.

Sensitivität: In Studien zur Eignung diagnostischer Marker der relative Anteil der Erkrankten, die den Marker aufweisen, an allen Erkrankten.

Spezifität: Als Pendant zur Sensitivität der relative Anteil von Gesunden, die einen diagnostischen Marker nicht aufweisen, an allen Gesunden.

Staging: Quantitative Erfassung verschiedener Schweregrade einer progredient verlaufenden Erkrankung.

Symptomatischer Therapieansatz: Behandlung mit dem Ziel der Besserung von Krankheitszeichen (Symptomen), zu unterscheiden vom *kurativen* Therapieansatz mit dem Ziel einer völligen Wiederherstellung der Gesundheit und vom *kausalen* Therapieansatz mit dem Ziel der Bekämpfung der Krankheitsursachen. Symptomatische Behandlungen sind schwächere Leistungen als kausale/kurative, bei chronisch fortschreitenden Erkrankungen ohne bekannte Krankheitsursache (wie derzeit noch den meisten Demenzformen) jedoch alternativlos.

Theory-of-Mind (ToM): Fähigkeit, Annahmen über mentale Zustände (Gefühle, Bedürfnisse, Erwartungen, Meinungen) anderer Personen zu bilden und diese auch in sich selbst zu erkennen.

Vorhersagevalidität: Soll ein diagnostisches Zeichen (Symptom, Skalengrenzwert) eine bestimmte Krankheit anzeigen, so ist die *positive* Vorhersagevalidität des Zeichens der relative Anteil an allen Personen *mit* diesem Zeichen, die die Erkrankung tatsächlich haben. Entsprechend ist die *negative* Vorhersagevalidität des Zeichens der relative Anteil an allen Personen *ohne* dieses Zeichen, die die Krankheit nicht haben.